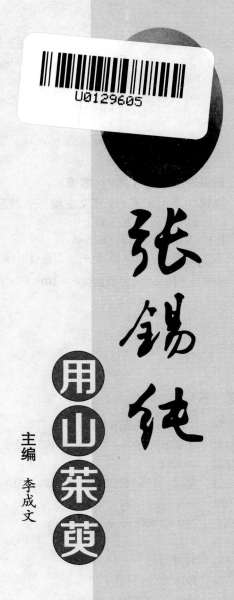

张锡纯

用山茱萸

主编 李成文

中国医药科技出版社

内 容 提 要

　　本书汇集张锡纯临证应用山茱萸的理、法、方、药、医案与医话，辑山茱萸方剂 30 余首，医案百余则，医案涉及内、外、妇、儿等近 60 种病证。可作为中医各家学说辅导参考用书，也适合临床、文献研究者对张锡纯使用的药物进行专题研究参考之用，更适合中医各科临床工作者、中医爱好者系统研究学习张锡纯用药经验之用。

图书在版编目（CIP）数据

张锡纯用山茱萸 / 李成文主编 . — 北京：中国医药科技出版社，2016.10
（张锡纯用药心法丛书）
ISBN 978-7-5067-8625-6

Ⅰ．①张… Ⅱ．①李… Ⅲ．①山茱萸 – 中药疗法 Ⅳ．① R282.71

中国版本图书馆 CIP 数据核字（2016）第 195049 号

美术编辑　　陈君杞

出版	中国医药科技出版社
地址	北京市海淀区文慧园北路甲 22 号
邮编	100082
电话	发行：010 – 62227427　　邮购：010 – 62236938
网址	www.cmstp.com
规格	710 × 1000mm $\frac{1}{16}$
印张	8 $\frac{1}{4}$
字数	99 千字
版次	2016 年 10 月第 1 版
印次	2020 年 3 月第 2 次印刷
印刷	北京市密东印刷有限公司
经销	全国各地新华书店
书号	ISBN 978-7-5067-8625-6
定价	**23.00 元**

编 委 会

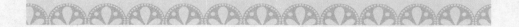

前　言

　　张锡纯（1860~1933 年）是清末民初著名医学家，学验俱丰。他从 1918 年到 1933 年历经 15 年时间，总结了自己学习、研究中医的心得体会与临床经验，编纂完成《医学衷中参西录》一书。内容包括医方、病证、药解、医论、医话随笔、伤寒等部分，还有大量详细记录其临证精华的医案夹杂其中。该书重视理论，阐发配伍，详述医案，活用经方，化裁古方，创制新方，擅长小方，精研药性，强调生用，善投大剂，喜用对药，注重用法，一经问世，即洛阳纸贵，对后世产生了巨大的影响。

　　《医学衷中参西录》采用方中夹案、病中夹案、药中夹案、论中夹案、医话随笔中夹案，方后附案、病后附案、药后附案、论后附案、医话随笔后附案，案中论方、案中论药、案中论病、案中论理，方中论病、方中论理、方中论药，药中论理、药中论方、药中论病、药后附案，论中夹药、论中夹方、论中夹病、论中夹案、论后附案，杂谈随笔其他中论理、杂谈随笔其他中论方、杂谈随笔其他中论药、杂谈随笔其他中夹案、杂谈随笔其他中附案等编写方法，因撰写时间跨度长达 15 年，体例不一，随写随刊，分五次出版，这导致同一内容分散于多个篇章，给后人系统阅读和掌握张锡纯的学术思想与临证用药心法带来了诸多不便。

　　本丛书共 10 本，其中 9 本分别从石膏、人参、山药、山茱萸、黄芪、桂（桂枝、肉桂）、赭石、姜、龙牡（龙骨、牡蛎）的角度来写，以药为纲，以点带面，将同一味中药在张锡纯行医的不同时期、分散在书中不同位置的相关应用收集到一起，包括功效、用法、配伍、相关方剂和医案，以期通过专药专题的形式学习张锡纯用药经验，实现对《医学衷中参西录》一书的全面梳理和学习。另外 1 本《张锡纯用小方》是以方为纲，以临证医案为核心，系统地总结了张锡纯用小方思路的特色，有利于学习与掌握其应用小方的配伍规律与用药经验。希望这种重构类编性质的编排方式，能够帮助读者对经典著作《医学衷中参西录》有一个清晰、系统、全面地认识，从而更好地学习和继承。

丛书遵从以经解经，内容完全出自《医学衷中参西录》一书，最大限度地反映张锡纯本人的经验论述，不添加任何现代人的观点和评价，希望读者读来能有原汁原味、酣畅淋漓的感觉。另外，凡入药成分涉及国家禁猎和保护动物的（如犀角、虎骨等），为保持古籍原貌，原则上不改。但在临床运用时，应使用相关的替代品。

承蒙中国医药科技出版社、《中医各家学说》精编教材编委会、中华中医药学会名医学术思想研究分会的大力支持，使本书得以付梓。

限于作者水平，不当之处敬请斧正。

李成文

于 2016 年孟夏

编写说明

　　本书是作者在长期研读《医学衷中参西录》及编纂《中医学术流派医案·张锡纯医案》的基础上，对张锡纯临证应用山茱萸的理、法、方、药、医案与医话等进行全面梳理，分类归纳，总结药性功效，配伍规律，汇录方剂，集腋医案，纂成本书，四易其稿。以药为纲，以方为目，以临证医案为核心，涵盖内、外、妇、儿各科疾病。具体内容如下：

　　1. 药效与用法，包括性味、归经、功效、主治、配伍、剂量、用法、禁忌等。

　　2. 山茱萸方剂分为组成、主治、加减、用法、方论等，按音序排列。方论涵盖经论、病机阐发、辨证思路、方义分析、用药心得、药药配伍、药方配伍、中西药配伍、药药鉴别、方方鉴别、证证鉴别、前人用药得失评价等。对少数没有方名的方剂根据具体情况给予新的方名，所加内容均注明"编者注"，以示区别。原方剂组成中无该药者，若随证加减中，应用该药极具特色者，也酌情选用。医案及论述中所用方剂没有药物组成者，为方便对原文的理解，均用括号注明原方剂药物组成、煎煮与应用方法、主治病证等。

　　3. 医案，汇集《医学衷中参西录》中全部应用山茱萸的医案，包括张氏所治医案、其子与门徒所治医案、指导他人用药医案、他人用其方药所治医案，及张氏摘录历代名医应用山茱萸的医案。非张氏所治医案均在案末注明"本案为他人所治，编者注"。出自不同章节的同一医案只取其一，于案后注明另一医案的出处，便于读者相互合参，有利于掌握其处方用药特点。

　　张锡纯用山茱萸医案按内科、妇科、儿科、外科、五官科分类，14

岁及以下归入儿科。内科医案按肺病、心病、脾胃病、肝胆病、肾病、其他杂病排序；妇科医案按月经病、妊娠病、产后病排序；儿科医案参考内科排序。所有选录内容全部出自《医学衷中参西录》，只对原文归纳综合，并标明出处，不妄评其内容，使其能尽量原汁原味地反映张锡纯临证应用山茱萸的心得。

4. 对于必须要说明的问题，采用加编者注的形式用括号标注。

本书系统总结了张锡纯应用山茱萸的临证经验与心得，希望对进一步挖掘中医学宝库、提高临床疗效、发扬光大中医学具有重要的现实意义和深远的历史意义。

本书李成文及刘兴兴、郭怡鲲编写前言、编写说明、第一章、第二章与第三章第四节、第五节、第六节计 4 万字；杨小红编写第三章第一节、第二节、第三节计 6 万字。李成文通审全稿。

编　者
2016 年孟夏

目录

第一章 药效与用法

第一节 药性功效

山萸肉味酸性温，大能收敛元气，振作精神，固涩滑脱。因得木气最厚，收涩之中兼具条畅之性，故又通利九窍，流通血脉，治肝虚自汗，肝虚胁疼腰疼，肝虚内风萌动，且敛正气而不敛邪气，与他酸敛之药不同，是以《本经》谓其逐寒湿痹也。其核与肉之性相反，用时务须将核去净，近阅医报有言核味涩，性亦主收敛，服之恒使小便不利，椎破尝之，果有有涩味者，其说或可信。(《医学衷中参西录·山萸肉解》)

山萸肉得木气最厚，酸收之中，大具开通之力，以木性喜条达故也。《神农本草经》谓主寒湿痹，诸家本草多谓其能通利九窍，其性不但补肝，而兼能利通气血可知，若但视为收涩之品，则浅之乎视山萸肉矣。(《医学衷中参西录·治气血郁滞肢体疼痛方·曲直汤》)

又如山萸肉，其酸温之性能补肝敛肝，治肝虚自汗，以固元气之将脱，实能挽回人命于至危之候。药房多酒浸蒸黑用之，其敛肝固气之力顿减矣。如此者实难枚举，此所以愚于药品多喜生用，以存其本性也。(《医学衷中参西录·第五期·例言》)

而愚临证数十年，于屡次实验中，得一救脱之圣药，其功效远过于参芪，而自古至今未有发明，其善治脱者其药非他，即山萸肉一味大剂煎服也。盖无论上脱、下脱、阴脱、阳脱，奄奄一息，危在目前者，急用生净萸肉（药局中恒有将酒浸萸肉蒸熟者，用之无效）三两，急火煎浓汁一大碗，连连温饮之，其脱即止，脱回之后，再用萸肉二两，生怀山药一两，真野台参五钱煎汤一大碗，复徐徐温饮之，暴脱之证约皆可救愈。（《医学衷中参西录·少阴病白通汤证及白通加猪胆汁汤证》）

山萸肉能固脱，又能通利九窍。（《医学衷中参西录·治女科方·安冲汤》）

单用山萸肉数两，治气虚汗脱。（《医学衷中参西录·复相臣哲嗣毅武书》）

萸肉既能敛汗，又善补肝，是以肝虚极而元气将脱者服之最效。愚初试出此药之能力，以为一己之创见，及详观《神农本草经》山茱萸原主寒热，其所主之寒热，即肝经虚极之寒热往来也。特从前涉猎观之，忽不加察，且益叹《本经》之精当，实非后世本草所能及也。又《本经》谓山茱萸能逐寒湿痹，是以前方可用以治心腹疼痛。四卷曲直汤用以治肢体疼痛，为其味酸能敛。二卷中补络补管汤用之以治咳血吐血。再合以此方重用之，最善救脱敛汗，则山茱萸功用之妙，真令人不可思议矣。（《医学衷中参西录·治阴虚劳热方·来复汤》）

又有至要之证，其病因不尽在肝，而急则治标，宜先注意于肝者，元气之虚而欲上脱者是也。其病状多大汗不止，或少止复汗，而有寒热往来之象。或危极至于戴眼，不露黑睛；或无汗而心中摇摇，需人按住；或兼喘促。此时宜重用敛肝之品，使肝不疏泄，即能堵塞元气将脱之路。迨至汗止、怔忡、喘促诸疾暂愈，而后徐图他治法。宜重用山茱萸净肉至二两（《本经》山萸肉主治寒热即指此证），敛肝即以补肝，而以人参、赭石、龙骨、牡蛎诸药辅之。（《医学衷中参西录·论肝病治法》）

若其人每日出汗者，无论其病因为内伤、外感、虚热、实热，皆宜于所服汤药中加生龙骨、生牡蛎、净山萸肉各数钱，或研服好朱砂五分，亦可止汗，盖以汗为心液，朱砂能凉心血，故能止汗也。（《医学衷中参西录·论肺病治法》）

虚劳之证，有易出汗者，其人外卫气虚，一经发热，汗即随热外泄。治之者，宜于滋补药中，加生龙骨、生牡蛎、山萸肉以敛其汗。有分毫不出汗者，其人肌肤干涩，津液枯短，阴分虚甚，不能应阳分而化汗，其灼热之时，肌肤之干涩益甚，亦宜少加龙骨、牡蛎、萸肉诸药，防其出汗。何者？盖因其汗蓄久不出，服药之后，阴分滋长，能与阳分洽浃，其人恒突然汗出。若其为解肌之微汗，病或因之减轻；若为淋漓之大汗，病必因之加重，甚或至于不治。是以治此等证者，皆宜防其出汗。其服药至脉有起色时，尤宜谨防。可预购净萸肉二两，生龙骨、生牡蛎各一两备用。其人将汗时，必先有烦躁之意，或周身兼觉发热，即速将所备之药煎汤两盅，先温服一盅，服后汗犹不止者，再温服一盅，即出汗亦必不至虚脱也。至其人或因泄泻日久致虚者，若用药将其大便补住后，其脏腑之气化不复下溜，即有转而上升之机，此时亦宜预防其出汗，而购药以备之，或更于所服药中兼用敛汗之品。(《医学衷中参西录·治虚劳证宜慎防汗脱说》)

是以《本经》山茱萸，亦主寒热也。(《医学衷中参西录·治疟疾方·加味小柴胡汤》)

妇女多寒热往来之证，而方书论者不一说。有谓阳分虚则头午寒，阴分虚则过午热者。夫午前阳盛，午后阳衰而阴又浸盛。当其盛时，虚者可以暂实。何以其时所现之病状，转与时成反比例也。有谓病在少阳则寒热往来，犹少阳外感之邪，与太阳并则寒，与阳明并则热者。而内伤之病原无外邪，又何者与太阳、阳明并作寒热也。有谓肝虚则乍热乍寒者。斯说也，愚曾验过。遵《本经》山茱萸主寒热之旨，单重用山萸肉（去净核）二两煎汤，服之立愈。然此乃肝木虚极，内风将动之候，又不可以概寻常寒热也。盖人身之气化，原与时序之气化息息相通。一日之午前，犹一岁之有春夏。而人身之阳气，即感之发动，以敷布于周身。(《医学衷中参西录·治女科方·玉烛汤》)

又如山茱萸《本经》谓其逐寒湿痹，仆遇肢体疼痛，或腹胁疼痛，脉虚者，重用萸肉其疼即愈，因其气血因寒湿而痹故作疼，痹开则疼自止也，而诸家本草不言其逐痹也。《本经》又谓其主寒热，仆治肝虚极，寒热往来，汗出欲脱，重用萸肉即愈。诸家本草不言其治寒热往来也。（《医学衷中参西录·复李祝华书》）

又多有并非霍乱，经粗野针师用宽扁之针放血至数碗，以致奄奄欲脱者，率以数两萸肉、生山药救其急，而以大剂既济汤善其后。其有证本温病，误针放血欲脱，服既济汤［大熟地一两、净萸肉一两、生山药六钱、生龙骨（捣细）六钱、生牡蛎（捣细）六钱、茯苓三钱、生白芍三钱、附子一钱。主治大病后阴阳不相维系。编者注］后脉象转实，大热大渴，辄用大剂白虎加人参以山药代粳米汤，石膏有用至三两者，率能得燥粪而愈。且卫生防疫宝丹方，传诸四乡，救人无算。据药房云，绅商富家配制此药施舍者，竟至一百六十余料。每料以百服计，当治愈轻重之证万人以上，我夫子制此方之功德，为何如哉！至于勋，因心钝公忙，临证之机会转少。（《医学衷中参西录·高砚樵来函》）

第二节　配伍

附子味辛，性大热，为补助元阳之主药，其力能升能降，能内达能外散，凡凝寒锢冷之结于脏腑、着于筋骨、痹于经络血脉者，皆能开之、通之。而温通之中，又大具收敛之力，故治汗多亡阳（汗多有亡阳、亡阴之殊，亡阳者身凉，亡阴者身热，临证时当审辨。凉亡阳者，宜附子与萸肉、人参并用；热亡阴者，宜生地与萸肉、人参并用），肠冷泄泻，下焦阳虚阴走，精寒自遗，论者谓善补命门相火，而服之能使心脉跳动加速，是于君相二火皆能大有补益也。（《医学衷中参西录·附子、乌头、天雄解》）

或问：参、芪、术皆为补气之品，予独谓其不能补助元气，是服之于元气毫无益乎？答曰：参、芪、术诸药皆补助后天气化之品，故救元气之将脱，但服补气药不足恃（喻嘉言谓：若气上脱者，但知重用人参，转令气高不返），惟以收敛之药为主，若萸肉、龙骨、牡蛎之类，而以补气之药辅之。（《医学衷中参西录·元气诠》）

用萸肉佐熟地以填补其破阴之纽，更有附子以温煦之，则阴可上达。（《医学衷中参西录·治内外中风方·息风汤》）

又枸杞亦为强肾之要药，故俗谚有"隔家千里，勿食枸杞"之语。然素有梦遗之病者不宜单服、久服，以其善兴阳也，惟与山萸肉同服，则无斯弊。（《医学衷中参西录·论肾弱不能作强治法》）

芍药与龙骨、牡蛎、萸肉又为宁息内风之妙品也。（《医学衷中参西录·治内外中风方·息风汤》）

其方（指金匮肾气丸，编者注）以干地黄（即生地黄）为主，取其能助肾中之真阴，上潮以润肺，又能协同山萸肉以封固肾关也。（《医学衷中参西录·治消渴方·滋膵饮》）

李士材治肝虚胁疼，与当归同用，其方甚效。愚尝治肝虚筋病，两腿牵引作疼甚剧者，尝重用至两许，佐以活气血之药，即遂手奏效，是萸肉既能补正又善逐邪，酸收之中，实大具条畅之性，故于偏枯之证，脉之弦硬而大者，特之亦即有捷效也。

按：过酸则伤筋，故病忌食酸。萸肉至酸，而转能养筋，此亦药性之特异者也。（《医学衷中参西录·治肢体痿废方·补偏汤》）

龙骨味淡，微辛，性平。质最黏涩，具有翕收之力（以舌舐之即吸舌不脱，有翕收之力可知），故能收敛元气、镇安精神、固涩滑脱。凡心中怔忡、多汗淋漓、吐血、衄血、二便下血、遗精白浊、大便滑泻、小便不禁、女子崩带，皆能治之。其性又善利痰，治肺中痰饮咳嗽，咳逆上气，其味微辛，收敛之中仍有开通之力，故《本经》谓其主泻痢脓血，女子漏下，而又主癥瘕坚结也。龙齿与龙骨性相近，而又饶镇降之力，故《本经》谓主小儿、大人惊痫，癫疾狂走，心下结气，不能喘息也。……愚于伤寒、温病，热实脉虚，心中怔忡，精神骚扰者，恒龙骨与萸肉、生石膏并用，即可随手奏效。(《医学衷中参西录·龙骨解》)

若其人已误服大青龙汤，而大汗亡阳，筋惕肉瞤者，宜去方中麻黄加净萸肉一两。(《医学衷中参西录·太阳病大青龙汤证》)

第三节　用法

一、用量

凡药性之和平者，非多用不能奏效。若地黄、山药、萸肉、枸杞、龙眼肉诸药是也。(《医学衷中参西录·第五期·例言》)

凡于元气之将脱者，必重用净萸肉四两，或兼用他药以辅之，即危至极点，亦能挽回，胜于但知用参、芪、术者远矣。(《医学衷中参西录·元气诠》)

汗多者，萸肉可用至两余。(《医学衷中参西录·论霍乱治法》)

二、禁忌

山茱萸之核原不可入药，以其能令人小便不利也。而僻处药坊所卖山茱萸，往往核与肉参半，甚或核多于肉。即方中注明去净核，亦多不为去，误人甚矣。斯编重用山茱萸治险证之处甚多，凡用时愚必自加检点，或说给病家检点，务要将核去净，而其分量还足，然后不至误事。又山萸肉之功用长于救脱，而所以能固脱者，因其味之甚酸，然间有尝之微有酸味者，此等萸肉实不堪用。用以治险证者，必须尝其味极酸者，然后用之，方能立建奇效。(《医学衷中参西录·前三期·例言》)

三、鉴别

《本经》柴胡主寒热，山茱萸亦主寒热。柴胡所主之寒热，为少阳外感之邪，若伤寒疟疾是也，故宜用柴胡和解之；山萸肉所主之寒热，为厥阴内伤之寒热，若肝脏虚极忽寒忽热，汗出欲脱是也，故宜用山萸肉补敛之。二证之寒热虽同，而其病因判若天渊，临证者当细审之，用药慎勿误投也。(《医学衷中参西录·柴胡解》)

第二章　方　剂

保元寒降汤

[组成] 生赭石轧细，一两　野台参五钱　生地黄一两　知母八钱　净萸肉八钱　生龙骨捣细，六钱　生牡蛎捣细，六钱　生杭芍四钱　广三七细末，分两次用头煎二煎药汤送服，三钱

[主治] 吐衄证，血脱气亦随脱，喘促咳逆，心中烦热，其脉上盛下虚者。(《医学衷中参西录·论吐血衄血之原因及治法》)

保元清降汤

[组成] 生赭石轧细，一两　野台参五钱　生地黄一两　生怀山药八钱　净萸肉八钱　生龙骨捣细，六钱　生杭芍四钱　广三七细末，分两次用头煎二煎之汤送服，三钱

[主治] 吐衄证，血脱气亦随脱，言语若不接续，动则作喘，脉象浮弦，重按无力者。(《医学衷中参西录·论吐血衄血之原因及治法》)

补络补管汤

[组成] 生龙骨捣细，一两　生牡蛎捣细，一两　萸肉去净核，一两　三七研细，药汁送服，二钱

[主治] 咳血、吐血久不愈者。

[加减] 服之血犹不止者，可加赭石细末五六钱。

［**方论**］此方原无三七，有乳香、没药各钱半。

偶与友人景山谈及，景山谓："余治吐血，亦用兄补络补管汤，以三七代乳香、没药则其效更捷。"愚闻之遂欣然易之。

景山又谓："龙骨、牡蛎能收敛上溢之热，使之下行，而上溢之血，亦随之下行归经。至萸肉为补肝之妙药，凡因伤肝而吐血者，萸肉又在所必需也。且龙骨、牡蛎之功用神妙无穷。即脉之虚弱已甚，日服补药毫无起象，或病虚极不受补者，投以大剂龙骨、牡蛎，莫不立见功效，余亦不知其何以能然也。"愚曰："人身阳之精为魂，阴之精为魄。龙为天地之元阳所生，故能安魂；牡蛎为水之真阴结成（海气结为蚝山即为牡蛎山），故能强魄。魂魄安强，精神自足，虚弱自愈也。是龙骨、牡蛎，固为补魂魄精神之妙药也。"（《医学衷中参西录·治吐衄方·补络补管汤》）

补脑振痿汤

［**组成**］生箭芪二两　当归八钱　龙眼肉八钱　杭萸肉五钱　胡桃肉五钱　䗪虫大者，三枚　地龙去净土，三钱　生乳香三钱　生没药三钱　鹿角胶六钱　制马钱子末三分

［**主治**］肢体痿废偏枯，脉象极微细无力，服药久不愈者。

［**用法**］共药十一味，将前九味煎汤两盅半，去渣，将鹿角胶入汤内溶化，分两次送服制马钱子末一分五厘。

［**方论**］此方于前方（千颓汤，编者注）之药独少枸杞，因胡桃肉可代枸杞补肾，且有强健筋骨之效也。又尝阅《沪滨医报》，谓脑中血管及神经之断者，地龙能续之。愚则谓必辅以䗪虫，方有此效。盖蚯蚓（即地龙）善引，䗪虫善接（断之能自接），二药并用能将血管神经之断者引而接之，是以方中又加此二味也。加制马钱子者，以其能眴动神经使灵活也。此方与前方若服之觉热者，皆可酌加天花粉、天冬各数钱。（《医学衷中参西录·论脑贫血痿废治法答内政部长杨阶三先生》）

参赭镇气汤

[组成] 野台参四钱　生赭石轧细，六钱　生芡实五钱　生山药五钱　萸肉去净核，六钱　生龙骨捣细，六钱　生牡蛎捣细，六钱　生杭芍四钱　苏子炒捣，二钱

[主治] 阴阳两虚，喘逆迫促，有将脱之势；亦治肾虚不摄，冲气上干，致胃气不降作满闷。（《医学衷中参西录·治喘息方·参赭镇气汤》）

定心汤

[组成] 龙眼肉一两　酸枣仁炒捣，五钱　萸肉去净核，五钱　柏子仁炒捣，四钱　生龙骨捣细，四钱　生牡蛎捣细，四钱　生明乳香一钱　生明没药一钱

[主治] 心虚怔忡。

[加减] 心因热怔忡者，酌加生地数钱，若脉沉迟无力者，其怔忡多因胸中大气下陷，详观拙拟升陷汤（在第四卷）后跋语及诸案，自明治法。

[方论]《内经》谓"心藏神"，神既以心为舍宇，即以心中之气血为保护。有时心中气血亏损，失其保护之职，心中神明遂觉不能自主，而怔忡之疾作焉。故方中用龙眼肉以补心血，枣仁、柏仁以补心气，更用龙骨入肝以安魂，牡蛎入肺以定魄，魂魄者心神之左辅右弼也，且二药与萸肉并用，大能收敛心气之耗散，并三焦之气化亦可因之团聚。特是心以行血为用，心体常有舒缩之力，心房常有启闭之机，若用药一于补敛，实恐于舒缩启闭之运动有所妨碍，故又少加乳香、没药之流通气血者以调和之。其心中兼热用生地者，因生地既能生血以补虚，尤善凉血而清热，故又宜视热之轻重而斟酌加之也。（《医学衷中参西录·治心病方·定心汤》）

敦复汤

[组成] 野台参四钱　乌附子三钱　生山药五钱　补骨脂炒捣，四钱　核

桃仁三钱　萸肉去净核，四钱　茯苓钱半　生鸡内金捣细，钱半

[**主治**]下焦元气虚惫，相火衰微，致肾弱不能作强（《内经》云肾者作强之官），脾弱不能健运，或腰膝酸疼，或黎明泄泻，一切虚寒诸证。

[**方论**]或问：人之相火生于下焦，而游行于中焦、上焦。夫下焦既为相火所生之地，其处当热于他处，何以人之下焦转多畏寒乎？答曰：此段理解，微妙难言，然可罕譬而喻也。君不见夫西洋火柴乎，夫火柴原蕴蓄一团火气，然以手扪之，初不觉其热也，惟手执火柴以其顶着物而划之，且划至如许之远，而后火发而热炽，是以火柴之火与热，实生于与物相磨之道路也。火柴有然，人身之相火何莫不然。当其初起于命门，原是一缕生发之气，息息上达以流行于周身，与周身之经络相磨相荡而生热，犹火柴之划物而生热也。是人之下热所以多畏寒者，诚以相火始生，其热力犹微也。且相火为水中之元阳，乃阴中之火，犹两间之电气也。电气无处不有，随物而寓，即含电气最多之物，亦非热于他物。如铁能含电，尤善传电。西人以两钱相磨而生电光，两铁之相磨愈速，电光之生亦愈速。故凡欲补相火者，须兼补肾中元气，元气旺则流行于周身者速，磨荡于经络者必加力，而相火之热力即因之而增也。故拙拟敦复汤，原为补相火之专方，而方中以人参为君，与萸肉、茯苓并用，借其收敛下行之力，能大补肾中元气，元气既旺相火自生。又用乌附子、补骨脂之大热纯阳，直达下焦，以助相火之热力；核桃仁之温润多脂，峻补肾脏，以厚相火之基址。且附子与人参同用名参附汤，为回元阳之神丹；补骨脂与核桃仁并用名青蛾丸，为助相火之妙品（核桃仁属木，补骨脂属火，并用之，有木火相生之妙）。又恐药性太热，于下焦真阴久而有碍，故又重用生山药，取其汁浆稠黏，能滋下焦真阴，其气味甘温，又能固下焦气化也。至于鸡内金，其健运脾胃之力、既能流通补药之滞，其收涩膀胱之力，又能逗留热药之性也。（《医学衷中参西录·治阳虚方·敦复汤》）

干颓汤

[**组成**] 生箭芪五两　当归一两　甘枸杞果一两　净杭萸肉一两　生滴乳香三钱　生明没药三钱　真鹿角胶捣碎，六钱

[**主治**] 肢体痿废，或偏枯，脉象极微细无力者。

[**用法**] 先将黄芪煎十余沸，去渣；再将当归、枸杞、萸肉、乳香、没药入汤同煎十余沸，去渣；入鹿角胶末溶化，取汤两大盅，分两次温饮下。

[**方论**] 方中之义，重用黄芪以升补胸中大气，且能助气上升，上达脑中，而血液亦即可随气上注。惟其副作用能外透肌表，具有宣散之性，去渣重煎，则其宣散之性减，专于补气升气矣。当归为生血之主药，与黄芪并用，古名补血汤，因气旺血自易生，而黄芪得当归之濡润，又不至燥热也。萸肉性善补肝，枸杞性善补肾，肝肾充足，元气必然壮旺。元气者胸中大气之根也（元气为祖气，大气为宗气，先祖而后宗，故宗气以元气为根，一先天一后天也），且肝肾充足则自脊上达之督脉必然流通，督脉者又脑髓神经之根也。且二药皆汁浆稠润，又善赞助当归生血也。用乳香、没药者，因二药善开血痹，血痹开则痿废者久瘀之经络自流通矣。用鹿角胶者，诚以脑既贫血，其脑髓亦必空虚，鹿之角在顶，为督脉之所发生，是以其所熬之胶善补脑髓，脑髓足则脑中贫血之病自易愈也。此方服数十剂后，身体渐渐强壮，而痿废仍不愈者，可继服后方（补脑振痿汤，编者注）。(《医学衷中参西录·论脑贫血痿废治法答内政部长杨阶三先生》)

固冲汤

[**组成**] 白术炒，一两　生黄芪六钱　龙骨煅，捣细，八钱　牡蛎煅，捣细，八钱　萸肉去净核，八钱　生杭芍四钱　海螵蛸捣细，四钱　茜草三钱　棕边炭二钱　五倍子轧细，药汁送服，五分

［**主治**］妇女血崩。

［**加减**］脉象热者，加大生地一两。凉者，加乌附子三钱。

大怒之后，因肝气冲激血崩者，加柴胡二钱。若服两剂不愈，去棕边炭，加真阿胶五钱，另炖同服。服药觉热者宜酌加生地。(《医学衷中参西录·论血崩治法》)

［**方论**］从前之方，龙骨、牡蛎皆生用，其理已详于理冲丸下。此方独用煅者，因煅之则收涩之力较大，欲借之以收一时之功也。(《医学衷中参西录·治女科方·固冲汤》)

急救回阳汤

［**组成**］潞党参八钱　生山药一两　生杭芍五钱　山萸肉去净核，八钱　炙甘草三钱　赭石研细，四钱　朱砂研细，五分

［**主治**］霍乱吐泻已极，精神昏昏，气息奄奄，至危之候。

［**用法**］先用童便半盅炖热，送下朱砂，继服汤药。

［**方论**］以上二方（另方：卫生防疫宝丹。编者注），皆为治霍乱之要药矣。然彼以祛邪为主，此以扶正为主。诚以得此证者，往往因治不如法，致日夜吐泻不已，虚极将脱，危在目前。病势至此，其从前之因凉因热皆不暇深究，惟急宜重用人参以回阳，山药、芍药以滋阴，山萸肉以敛肝气之脱（此证吐泻之始肝木助邪侮土，吐泻之极而肝气转先脱），炙甘草以和中气之漓，此急救回阳汤所以必需也。用赭石者，不但取其能止呕吐，俾所服之药不致吐出，诚以吐泻已久，阴阳将离，赭石色赤入心，能协同人参，助心气下降。而方中山药，又能温固下焦，滋补真阴，协同人参以回肾气之下趋，使之上行也。用朱砂且又送以童便者，又以此时百脉闭塞，系心脏为毒所伤，将熄其鼓动之机，故用朱砂直入心以解毒，又引以童便使毒气从尿道泻出，而童便之性又能启发肾中之阳上达，以应心脏也。是此汤为回阳之剂，实则交心肾和阴阳之剂也。服此汤后，若身温脉出，觉心中发热有烦躁之意者，宜急滋其阴分。若

玄参、生芍药之类，加甘草以和之，煎一大剂，分数次温饮下。此《伤寒论》太阳篇，先用甘草干姜汤继用芍药甘草汤之法也。(《医学衷中参西录·治霍乱方·急救回阳汤》)

既济汤

[**组成**] 大熟地一两　萸肉去净核，一两　生山药六钱　生龙骨捣细，六钱
生牡蛎捣细，六钱　茯苓三钱　生杭芍三钱　乌附子一钱

[**主治**] 大病后阴阳不相维系。阳欲上脱，或喘逆，或自汗，或目睛上窜，或心中摇摇如悬旌；阴欲下脱，或失精，或小便不禁，或大便滑泻。一切阴阳两虚，上热下凉之证。(《医学衷中参西录·治阴虚劳热方·既济汤》)

加减八味地黄汤

[**组成**] 大怀熟地一两　净萸肉一两　生怀山药八钱　生杭芍三钱　大云苓片二钱　泽泻钱半　乌附子二钱　肉桂去粗皮，后入，二钱　怀牛膝三钱
苏子研炒，二钱

[**用法**] 煎汤盅半，分两次温服。(《医学衷中参西录·详论咽喉证治法》)

[**主治**] 伤寒少阴证症见咽痛者（编者注）。

[**方论**] 伤寒少阴篇第三节：病人脉阴阳俱紧，反汗出者，亡阳也此属少阴，法当咽痛。此节亦未列治法。按少阴脉微细，此则阴阳俱紧，原为少阴之变脉。紧脉原不能出汗，因其不当出汗者而反自汗，所以知其亡阳。其咽痛者，无根之阳上窜也。拟用大剂八味地黄汤，以芍药易丹皮，再加苏子、牛膝，收敛元阳归根以止汗，而咽痛自愈也。

加味理中地黄汤

[**组成**] 熟地五钱　焦白术三钱　当归　党参　炙芪　补骨脂炒捣　枣仁炒捣　枸杞各二钱　炮姜　萸肉去净核　炙草　肉桂各一钱　生姜三片　红枣掰开，三枚　胡桃用仁，二个，打碎为引

[**加减**] 如咳嗽不止者，加米壳、金樱子各一钱。如大热不退者，加生白芍一钱。泄泻不止，去当归加丁香七粒。隔二三日，只用附子二三分。盖因附子大热，中病即宜去之。如用附子太多，则大小便闭塞不出。如不用附子，则脏腑沉寒，固结不开。若小儿虚寒至极，附子又不妨用一二钱……若小儿但泻不止，或微见惊搐，尚可受药吃乳便利者，并不必服逐寒荡惊汤，只服此汤一剂，而风定神清矣。若小儿尚未成慢惊，不过昏睡发热，或有时热止，或昼间安静，夜间发热，均宜服之。若新病壮实之小儿，眼红口渴者，乃实火之证，方可暂行清解。但果系实火，必大便闭结，气壮声洪，且喜多饮凉水。若吐泻交作，则非实火可知。此方补造化阴阳之不足，有起死回生之功。倘大虚之后，服一剂无效，必须大剂多服为妙。方书所谓天吊风、慢脾风皆系此证。

[**用法**] 仍用灶心土(代以灶圹土)二两，煮水煎药。取浓汁一茶杯，加附子五分，煎水搀入。量小儿大小，分数次灌之。

[**方论**] 按：此原方加减治泻不止者，但加丁香，不去当归。而当归最能滑肠，泻不止者，实不宜用。若减去当归，恐滋阴之药少，可多加熟地一二钱（又服药泻仍不止者，可用高丽参二钱捣为末，分数次用药汤送服，其泻必止。）。

又按：慢惊风不但形状可辨，即其脉亦可辨。(《医学衷中参西录·治小儿风证方·镇风汤》)

加味左归饮

[**组成**] 大熟地　大生地　生怀山药各六钱　甘枸杞　怀牛膝　生龙

骨　生牡蛎各五钱　净萸肉三钱　云苓片一钱

［**方论**］有下焦阴分虚损，不能与上焦阳分相维系，其心中之君火恒至浮越妄动，以致心机亢进者，其人常苦眩晕，或头疼、目胀、耳鸣，其脉象上盛下虚，或摇摇无根，至数加数，宜治以加味左归饮……此壮水之源以制浮游之火，心机之亢者自归于和平矣。（《医学衷中参西录·论心病治法》）

金匮肾气丸

［**方论**］或又问：肾气丸虽非专治虚劳之药，而《金匮》虚劳门，明载其治虚劳腰疼，似虚者皆可服之，子独谓无甚效验，岂古方不可遵钦？答曰：肾气丸若果按古方修制，地黄用干地黄，桂用桂枝，且只为丸剂，而不作汤剂，用之得当，诚有效验。盖生地能逐血痹（《神农本草经》），而熟地无斯效也。桂枝能调营卫，而肉桂无斯效也。血痹逐，则瘀血自消；营卫调，则气血自理。至于山萸肉之酸温，亦能逐痹（《神农本草经》山茱萸逐寒湿痹）。牡丹皮之辛凉，亦能破血。附子之大辛大温，又能温通血脉，与地黄之寒凉相济，以共成逐血痹之功。是肾气丸为补肾之药，实兼为开瘀血之药，故列于《金匮》虚劳门而为要方也。其只为丸剂，而不作汤剂者，诚以地黄经水火煎熬，则汁浆稠黏，性近熟地，其逐血痹之力必减，是以《神农本草经》谓地黄生者尤良也。（《医学衷中参西录·治阴虚劳热方·十全育真汤》）

消渴一证，古有上、中、下之分，谓其证皆起于中焦而极于上、下。究之无论上消、中消、下消，约皆渴而多饮多尿，其尿有甜味。是以《圣济总录》论消渴谓："渴而饮水多，小便中有脂，似麸而甘。"至谓其证起于中焦，是诚有理，因中焦膵病而累及于脾也。盖膵为脾之副脏，在中医书中，名为"散膏"，即扁鹊《难经》所谓脾有散膏半斤也（膵尾衔接于脾门，其全体之动脉又自脾脉分支而来，故与脾有密切之关系）。有时膵脏发酵，多酿甜味，由水道下陷，其人小便遂含有糖质。

迨至膵病累及于脾，致脾气不能散精达肺（《内经》谓脾气散精上达于肺）则津液少，不能通调水道（《内经》谓通调水道下归膀胱）则小便无节，是以渴而多饮多溲也。尝阅《申报》有胡适之者，因病消渴……延中医治疗，服药竟愈。所用方中，以黄芪为主药，为其能助脾气上升，还其散精达肺之旧也。《金匮》有肾气丸，善治消渴。其方以干地黄（即生地黄）为主，取其能助肾中之真阴，上潮以润肺，又能协同山萸肉以封固肾关也。又向因治消渴，曾拟有玉液汤，方中以生怀山药为主，屡试有效。近阅医报且有单服山药以治消渴而愈者，以其能补脾固肾，以止小便频数，而所含之蛋白质，又能滋补膵脏，使其散膏充足，且又色白入肺，能润肺生水，即以止渴也。又俗传治消渴方，单服生猪胰子可愈。盖猪胰子即猪之膵，是人之膵病，而可补以物之膵也。此亦犹鸡内金，诸家本草皆谓其能治消渴之理也。鸡内金与猪胰子，同为化食之物也。愚因集诸药合为一方，以治消渴，屡次见效。因敢笔之于书，以公诸医界。（《医学衷中参西录·治消渴方·滋膵饮》）

　　阅本报第十七期，知尊大人服拙拟之方有效，不胜欣喜。其方常服，当必有痊愈之一日。诚以熟地黄与炒薏米并用，并非仅仿六味丸而取其君也（仿六味而取其君是谢书中语）。古之地黄丸，原用干地黄，即今之生地黄，其性原凉，而以桂、附济之，则凉热调和；且桂用桂枝，即《本经》之牡桂，其力上升下达，宣通气分，是以方中虽有薯蓣之补，萸肉之敛，而不失于滞腻。后世改用熟地黄，其性已温，再用桂、附佐之，无大寒者服之，恒失于热。于斯有钱仲阳之六味地黄丸出，其方虽近平易，然生地黄变为熟地黄，其性原腻，既无桂、附之宣通，又有蓣、萸之补敛，其方即板滞不灵矣。是以拙拟方中，既重用熟地黄，而薯蓣、萸肉概不敢用，惟佐以薏米；因薏米之性，其渗湿利痰有似苓、泽。苓、泽原为地黄之辅佐品，而以薏米代之者，因其为寻常食物，以佐味甘汁浓之熟地黄，可常服之而不厌也。且炒之则色黄气香，可以醒脾健胃，俾中土之气化壮旺，自能

行滞化瘀，虽以熟地黄之滞腻，亦可常服而无弊也。(《医学衷中参西录·答张汝伟服药有效致谢书》)

来复汤

[**组成**] 萸肉_{去净核，二两} 生龙骨_{捣细，一两} 生牡蛎_{捣细，一两} 生杭芍_{六钱} 野台参_{四钱} 甘草_{蜜炙，二钱}

[**主治**] 寒温外感诸证，大病瘥后不能自复，寒热往来，虚汗淋漓；或但热不寒，汗出而热解，须臾又热又汗，目睛上窜，势危欲脱；或喘逆，或怔忡，或气虚不足以息，诸证若见一端，即宜急服。(《医学衷中参西录·治阴虚劳热方·来复汤》)

清降汤

[**组成**] 生山药_{一两} 清半夏_{三钱} 净萸肉_{五钱} 生赭石_{轧细，六钱} 牛蒡子_{炒捣，二钱} 生杭芍_{四钱} 甘草_{钱半}

[**主治**] 因吐衄不止，致阴分亏损，不能潜阳而作热，不能纳气而作喘。甚或冲气因虚上干，为呃逆，为眩晕。心血因虚甚不能内荣，为怔忡，为惊悸不寐。或咳逆，或自汗，诸虚证蜂起之候。(《医学衷中参西录·治吐衄方·清降汤》)

曲直汤

[**组成**] 萸肉_{去净核，一两} 知母_{六钱} 生明乳香_{三钱} 生明没药_{三钱} 当归_{三钱} 丹参_{三钱}

[**主治**] 肝虚腿疼，左部脉微弱者。

[**加减**] 服药数剂后，左脉仍不起者，可加续断三钱，或更加生黄芪三钱，以助气分亦可。觉凉者，可减知母。

[**方论**] 脾虚可令人腿疼，前方(振中汤，编者注)已详其理，深于

医学者大抵皆能知之。至肝虚可令人腿疼，方书罕言，即深于医学者，亦恒不知。(《医学衷中参西录·治气血郁滞肢体疼痛方·曲直汤》)

薯蓣纳气汤

[**组成**] 生山药一两　大熟地五钱　萸肉去净核，五钱　柿霜饼冲服，四钱　生杭芍四钱　牛蒡子炒捣，二钱　苏子炒捣，二钱　甘草蜜炙，二钱　生龙骨捣细，五钱

[**主治**] 阴虚不纳气作喘逆。

[**方论**] 前方(参赭镇气汤，编者注)治阴阳两虚作喘，此方乃专治阴虚作喘者也。方书谓肝肾虚者，其人即不能纳气，此言亦近理，然须细为剖析。空气中有氧气，乃养物之生气也(氧气详解在后补络补管汤下)。人之肺脏下无透窍，而吸入之氧气，实能隔肺胞，息息透过，以下达腹中，充养周身。肝肾居于腹中，其气化收敛，不至膨胀，自能容纳下达之气，且能导引使之归根。有时肾虚气化不摄，则上注其气于冲，以冲下连肾也。夫冲为血海，实亦主气，今因为肾气贯注，则冲气又必上逆于胃，以冲上连胃也。由是，冲气兼挟胃气上逆，并迫肺气亦上逆矣，此喘之所由来也。又《内经》谓肝主疏泄，肾主闭藏。夫肝之疏泄，原以济肾之闭藏，故二便之通行，相火之萌动，皆与肝气有关，方书所以有"肝行肾气"之说。今因肾失其闭藏之性，肝遂不能疏泄肾气使之下行，更迫于肾气之膨胀，转而上逆。由斯，其逆气可由肝系直透膈上，亦能迫肺气上逆矣，此又喘之所由来也。方中用地黄、山药以补肾，萸肉、龙骨补肝即以敛肾，芍药、甘草甘苦化阴，合之柿霜之凉润多液，均为养阴之妙品；苏子、牛蒡又能清痰降逆，使逆气转而下行，即能引药力速于下达也。至方名薯蓣纳气汤者，因山药补肾兼能补肺，且饶有收敛之力，其治喘之功最弘也。(《医学衷中参西录·治喘息方·薯蓣纳气汤》)

温病遗方

（方名为编者所加，编者注）

[组成] 生地黄—两　生怀山药—两　玄参—两　大甘枸杞—两　生净萸肉六钱　柏子仁六钱　生枣仁捣碎，六钱　甘草三钱

[用法] 上药八味，水煎一大碗，候五分钟，调入生鸡子黄二枚，徐徐温饮之，饮完一剂再煎一剂，使昼夜药力相继不断，三剂之后，当能自汗。若至其时，汗仍不出者，其脉不似从前之数细，可仍煎此药送服西药阿司匹林一瓦，其汗即出矣。

[方论] 有温病多日，六经已周，脉象浮数而细，关前之浮尤甚，其头目昏沉，恒作谵语，四肢且有扰动不安之意，此乃外感重还太阳欲作汗也。其所欲汗而不汗者，因阴分太亏，不能上济以应阳也。此证若因脉浮而强发其汗，必凶危立见，宜用大滋真阴之品，连服数剂，俾脉之数者渐缓，脉之细者渐大，迨阴气充长，能上升以应其阳，则汗自出矣。

或问：山萸肉原具酸敛之性，先生所定来复汤尝重用之以治汗出不止，此方原欲病者服之易于出汗，何方中亦用之乎？答曰：此中理甚精微，当详细言之。萸肉为养肝息风之要药，此证四肢之骚扰不安，其肝风固已动也，此方中用萸肉之本意也。若虑用之有妨于出汗，是犹未知萸肉之性。盖萸肉之味至酸，原得木气最全，是以酸敛之中大具条畅之性，《神农本草经》谓其逐寒湿痹是明征也。为其味酸敛也，故遇元气不能固摄者，用之原可止汗；为其性条畅也，遇肝虚不能疏泄者，用之又善出汗。如此以用萸肉，是皆得之临证实验之余，非但凭诸理想而云然也。若果服药数剂后，其脉渐有起色，四肢不复扰动，即去萸肉亦无妨，其开始服药时，萸肉则断不能去也（《医学衷中参西录·附温病遗方》）。

息风汤

[组成] 人参五钱　赭石煅研，五钱　大熟地—两　山萸肉去净核，六钱

生杭芍四钱　乌附子一钱　龙骨不用煅，捣，五钱　牡蛎不用煅，捣，五钱

[**方论**] 类中风之证，其剧者忽然昏倒，不省人事，所谓尸厥之证也。秦越人论虢太子尸厥谓，上有绝阳之络，下有破阴之纽。妙故其言也。盖人之一身，阴阳原相维系。阳性上浮而阴气自下吸之，阴性下降而阳气自上提之，阴阳互根，浑沦环抱，寿命可百年无恙也。有时保养失宜，下焦阴分亏损，不能维系上焦阳分，则阳气脱而上奔，又兼肾水不能濡润肝木，则肝风煽动，痰涎上壅，而猝然昏倒，僵直如尸矣。故用赭石佐人参，以挽回其绝阳之络，更有龙骨、牡蛎以收敛之，则阳能下济。用萸肉佐熟地以填补其破阴之纽，更有附子以温煦之，则阴可上达。用芍药者，取其与附子同用，能收敛浮越之元气归藏于阴也。且此证肝风因虚而动，愈迫阳气上浮。然此乃内生之风，非外来之风也。故宜用濡润收敛之品以息之。芍药与龙骨、牡蛎、萸肉又为宁息内风之妙品也。若其肝风虽动，而阴阳不至离绝，其人或怔忡不宁，或目眩头晕，或四肢间有麻木之时，可单将方中龙骨、牡蛎、萸肉各七八钱，更加柏子仁一两以滋润肝木，其风自息。盖肝为将军之官，内寄龙雷之火，最难驯服，惟养之镇之，恩威并用，而后骄将不难统驭也。

或问：中风之证，河间主火，东垣主气，丹溪主湿，所论虽非真中风，亦系类中风，陈修园概目为小家技者何也？答曰：以三子意中几无所谓真中风，直欲执其方以概治中风之证也。如河间地黄饮子治少阴气厥不至，舌暗不能言，足废不能行，果其病固不差，其方用之多效。倘其证兼外感，服之转能固闭风邪，不得外出，遗误非浅。若《金匮》侯氏黑散，风引汤诸方，既治外感又治内伤，而其所用之药，不但并行不悖，且能相助为理，超超玄著，神妙无穷，以视三子之方，宁非狭小。夫经方既如此超妙，而愚复有息风汤与前搜风汤之拟者，非与前哲争胜也。盖为仓猝救急之计，与侯氏黑散诸方用意不同也。

按：类中风之证不必皆因虚。王孟英曰：若其平素禀阳盛，过啖肥

甘，积热酿毒，壅塞隧络，多患类中风。宜化痰清热，流利机关。自始至终，忌投补滞。徐氏《洄溪医案》中所治中风案最精当。(《医学衷中参西录·治内外中风方·息风汤》)

醒脾升陷汤

[**组成**] 生箭芪四钱　白术四钱　桑寄生三钱　川续断三钱　萸肉去净核，四钱　龙骨煅捣，四钱　牡蛎煅捣，四钱　川萆薢二钱　甘草蜜炙，二钱

[**主治**] 脾气虚极下陷，小便不禁。

[**方论**]《内经》曰："饮入于胃，游溢精气，上输于脾，脾气散精，上归于肺，通调水道，下输膀胱。"是脾也者，原位居中焦，为水饮上达下输之枢机，枢机不旺，则不待上达而即下输，此小便之所以不禁也。然水饮降下之路不一，《内经》又谓"肝热病者，小便先黄"，又谓"肝壅两胠（胁也）满，卧则惊悸，不得小便"。且芍药为理肝之主药，而善利小便。由斯观之，是水饮又由胃入肝，而下达膀胱也。至胃中所余水饮，传至小肠渗出，此又人所共知。故方中用黄芪、白术、甘草以升补脾气，即用黄芪同寄生、续断以升补肝气，更用龙骨、牡蛎、萸肉、萆薢以固涩小肠也。又人之胸中大气旺，自能吸摄全身气化不使下陷，黄芪与寄生并用，又为填补大气之要药也。(《医学衷中参西录·治大气下陷方·醒脾升陷汤》)

益瞳丸

[**组成**] 萸肉去净核，二两　野台参六钱　柏子仁炒，一两　玄参一两　菟丝子炒，一两　羊肝切片焙干，一具

[**主治**] 目瞳散大昏耗，或觉视物乏力。

[**用法**] 上药共为细末，炼蜜为丸，桐子大。每服三钱，开水送下，日两次。(《医学衷中参西录·治眼科方·益瞳丸》)

玉烛汤

[组成] 生黄芪五钱　生地黄六钱　玄参四钱　知母四钱　当归三钱　香附醋炒，三钱　柴胡一钱五分　甘草一钱五分

[主治] 妇女寒热往来，或先寒后热，汗出热解，或月事不调，经水短少。

[加减] 汗多者，以茵陈易柴胡，再加萸肉数钱。热多者，加生杭芍数钱。寒多者，加生姜数钱。(《医学衷中参西录·治女科方·玉烛汤》)

振中汤

[组成] 於白术炒，六钱　当归身二钱　陈皮二钱　厚朴钱半　生明乳香钱半　生明没药钱半

[主治] 腿疼、腰疼，饮食减少者。

[方论] 土主中央，分主四季，人之脾胃属土，故亦旁主四肢。一室女腿疼，几不能步，治以拙拟健运汤（在前）而愈。次年旧病复发，又兼腰疼，再服前方不效。诊其脉，右关甚濡弱，询其饮食减少，为制此汤，数剂，饮食加多，二十剂后，腰疼腿疼皆愈。盖此方重用白术以健补脾胃，脾胃健则气化自能旁达。且白术主风寒湿痹，《神农本草经》原有明文，又辅以通活气血之药，不惟风寒湿痹开，而气血之痹而作疼者，亦自开也。(《医学衷中参西录·治气血郁滞肢体疼痛方·振中汤》)

镇摄汤

[组成] 野台参五钱　生赭石轧细，五钱　生芡实五钱　生山药五钱　萸肉去净核，五钱　清半夏二钱　茯苓二钱

[主治] 胸膈满闷，其脉大而弦，按之似有力，非真有力，此脾胃真气外泄，冲脉逆气上干之证，慎勿作实证治之。若用开通之药，凶危立见。服此汤数剂后脉见柔和，即病有转机，多服自愈。

［**加减**］服药数剂后，满闷见轻，去芡实加白术二钱。

［**方论**］脉之真有力者，皆有洪滑之象。洪者如波涛叠涌，势作起伏；滑者指下滑润，累累如贯珠。此脉象弦直，既无起伏之势，又无贯珠之形，虽大而有力，实非真有力之象。

和缓者脾胃之正脉，弦长者肝胆之正脉。然脾胃属土，其脉象原宜包括金、木、水、火诸脏腑，故六部之脉皆有和缓，乃为正象。今其脉弦而有力，乃肝木横恣，侵侮脾土之象，故知其脾胃虚也。

冲脉上隶阳明，故冲气与胃气原相贯通。今因胃气虚而不降，冲气即易于上干。此时脾胃气化不固，既有外越之势，冲气复上干而排挤之，而其势愈外越，故其脉又兼大也。(《医学衷中参西录·治阴虚劳热方·镇摄汤》)

治喘证方

（方名为编者所加，编者注）

［**组成**］大怀熟地　生怀山药各一两　生杭芍　柏子仁　甘枸杞　净萸肉　生赭石细末各五钱　苏子　甘草各二钱

［**加减**］热多者可加玄参数钱。汗多者可加生龙骨、生牡蛎各数钱。有肾虚不纳气，更兼元气虚甚，不能固摄。而欲上脱者，其喘逆之状恒较但肾虚者尤甚。宜于前方中去芍药、甘草，加野台参五钱，萸肉改用一两，赭石改用八钱。服一剂喘见轻，心中觉热者，可酌加天冬数钱。或用拙拟参赭镇气汤亦可（方载三期第二卷，系野台参、生杭芍各四钱，生赭石、生龙骨、生牡蛎、净萸肉各六钱，生怀山药、生芡实各五钱，苏子二钱）。有因猝然暴怒，激动肝气、肝火，更挟冲气上冲，胃气上逆，迫挤肺之吸气不能下行作喘者，方用川楝子、生杭芍、生赭石细末各六钱，厚朴、清夏、乳香、没药、龙胆草、桂枝尖、苏子、甘草各二钱，磨取铁锈浓水煎服。

［**方论**］肾主闭藏，亦主翕纳，原所以统摄下焦之气化，兼以翕纳

呼吸之气，使之息息归根也。有时肾虚不能统摄其气化，致其气化膨胀于冲任之间，转挟冲气上冲，而为肾行气之肝木（方书谓肝行肾之气），至此不能疏通肾气下行，亦转随之上冲，是以吸入之气未受下焦之翕纳，而转受下焦之冲激，此乃喘之所由来，方书所谓肾虚不纳气也。当治以滋阴补肾之品，而佐以生肝血、镇肝气及镇冲降逆之药。

以上三项作喘之病因，由于肝肾者也，而其脉象则有区别。阴虚不纳气者，脉多细数；阴虚更兼元气欲脱者，脉多上盛下虚；肝火、肝气挟冲气、胃气上冲者，脉多硬弦而长。审脉辨证，自无差误也。（《医学衷中参西录·总论喘证治法》）

治寒盛火焰方

（方名为编者所加，编者注）

[**组成**] 乌附子　人参　生山药各五钱　净萸肉　胡桃肉各四钱　赭石　生杭芍　怀牛膝各三钱　云苓片　甘草各钱半

[**加减**] 泄泻者宜去赭石。

[**方论**] 有气海元阳大虚，其下焦又积有沉寒锢冷，逼迫元阳如火之将灭，而其焰转上窜者。其脉弦迟细弱，或两寸浮分似有力。其为证心中烦躁不安，上焦时作灼热，而其下焦转觉凉甚，或常作泄泻。

此方书所谓引火归原之法也。方中用芍药者，非以解上焦之热，以其与参、附并用，大能收敛元阳，下归其宅。然引火归原之法，非可概用于火不归原之证，必遇此等证与脉，然后可用引火归原之法，又必须将药晾至微温，然后服之，方与上焦之燥热无碍。（《医学衷中参西录·论火不归原治法》）

治脱肛方

（方名为编者所加，编者注）

[**制法**] 鲜曼陀罗四五斤，煎取浓汁两三大碗。再以其汁煎萸肉

二三两，取浓汁一大碗。再用党参二两，轧细末调汁中，晒干。

[**用法**] 每用四五钱，水煎溶化洗之，数次可痊愈。

[**方论**] 脱肛之证，用曼陀罗煎浓汤洗之甚效。(《医学衷中参西录·诊余随笔·答庞履廷问大便脱肛治法》)

治遗精方

（方名为编者所加，编者注）

[**组成**] 煅龙骨一两 煅牡蛎一两 净萸肉二两

[**用法**] 共为细末，再加西药臭剥十四瓦，炼蜜为百丸。每临睡时服七丸，服至两月，病可永愈。

[**方论**] 梦遗之病，最能使人之肾经虚弱。此病若不革除，虽日服补肾药无益也。至若龙骨、牡蛎、萸肉、金樱诸固涩之品，虽服之亦恒有效，而究无确实把握。此乃脑筋轻动妄行之病，惟西药若臭剥、抱水诸品，虽为麻醉脑筋之药，而少用之实可以安靖脑筋。若再与龙骨、牡蛎诸药同用，则奏效不难矣。(《医学衷中参西录·论治梦遗法》)

治元阳浮越方

（方名为编者所加，编者注）

[**组成**] 净萸肉 生山药各一两 人参 玄参 代赭石 生龙骨 生牡蛎各五钱

[**加减**] 心中发热者，酌加生地黄、天冬各数钱。补而敛之，镇而安之，元阳自归其宅也。

[**方论**] 有气海元气虚损，不能固摄下焦气化，致元阳因之浮越者。其脉尺弱寸强，浮大无根。其为病，或头目眩晕，或面红耳热，或心热怔忡，或气粗息贲。

方中用赭石者，因人参虽饶有温补之性，而力多上行，与赭石并用，则力专下注，且赭石重坠之性，又善佐龙骨、牡蛎以潜阳也。(《医

学衷中参西录·论火不归原治法》)

资生通脉汤

[**组成**] 白术炒，三钱　生怀山药一两　生鸡内金黄色的，二钱　龙眼肉六钱　山萸肉去净核，四钱　枸杞果四钱　玄参三钱　生杭芍三钱　桃仁二钱　红花钱半　甘草二钱

[**主治**] 室女月闭血枯，饮食减少，灼热咳嗽。

[**加减**] 灼热不退者，加生地黄六钱或至一两。咳嗽者，加川贝母三钱，米壳二钱（嗽止去之）。泄泻者，去玄参，加熟地黄一两，云苓片二钱，或更酌将白术加重。服后泻仍不止者，可于服药之外，用生怀山药细末煮粥，搅入捻碎熟鸡子黄数枚，用作点心，日服两次，泻止后停服。大便干燥者，加当归、阿胶各数钱。小便不利者，加生车前子三钱（袋装），地肤子二钱或将芍药（善治阴虚小便不利）加重。肝气郁者，加生麦芽三钱，川芎、莪术各一钱。汗多者，将萸肉改用六钱，再加生龙骨、生牡蛎各六钱。

[**方论**] 室女月闭血枯，服药愈者甚少，非其病难治，实因治之不得其法也。《内经》谓："二阳之病发心脾，有不得隐曲，在女子为不月。"夫二阳者，阳明胃腑也。胃腑有病，不能消化饮食，推其病之所发，在于心脾。又推其心脾病之所发，在于有不得隐曲（凡不能自如者，皆为不得隐曲）。盖心主神，脾主思，人有不得隐曲，其神思郁结，胃腑必减少酸汁（化食赖酸汁，欢喜则酸汁生者多，忧思则酸汁生者少），不能消化饮食，以生血液，所以在女子为不月也。夫女子不月，既由于胃腑有病，不能消化饮食。治之者，自当调其脾胃，使之多进饮食，以为生血之根本。故方中用白术以健胃之阳，使之瞤动有力（饮食之消亦仗胃有瞤动）。山药、龙眼肉以滋胃之阴，俾其酸汁多生。鸡内金原含有酸汁，且能运化诸补药之力，使之补而不滞。血虚者必多灼热，故用玄参、芍药以退热。又血虚者，其肝肾必虚，故用萸肉、枸杞以补其肝

肾。甘草为补脾胃之正药，与方中萸肉并用，更有酸甘化阴之妙。桃仁、红花为破血之要品，方中少用之，非取其破血，欲藉之以活血脉通经络也。至方后附载因证加减诸药，不过粗陈梗概，至于证之变更多端，尤贵临证者，因时制宜耳。(《医学衷中参西录·治女科方·资生通脉汤》)

《内经》谓"女子二七天癸至"，所谓二七者，十四岁也。然必足年足月十四岁，是则室女月信之通，当在年十五矣。若是年至十五月信不通，即当预为之防。宜用整条生怀山药，轧细过罗，每用一两或八钱，煮作茶汤，调以蔗糖令适口，以之送服生鸡内金细末五分许，当点心用之，日两次，久则月信自然通下。此因山药善养血，鸡内金善通血也。若至因月信不通，饮食减少，渐觉灼热者，亦可治以此方，鸡内金末宜多用至一钱，服茶汤后再嚼服天冬二三钱。

至于病又加重，身体虚弱痨嗽，宜用拙拟资生通脉汤。方系生山药一两，龙眼肉六钱，净萸肉、甘枸杞各四钱，炒白术、玄参、生杭芍各三钱，生鸡内金、桃仁、甘草各二钱，红花钱半。灼热甚者，加生地一两。嗽不止者，加川贝三钱，生罂粟壳二钱。此方之后，载有数案，且用此方各有加减，若服资生通脉汤，病虽见愈月信仍不至者，可参观所附案中加减诸方。

上所论诸方之外，愚有新拟之方，凡服资生通脉汤病见愈而月信不见者，可用生怀山药四两，煮浓汁，送服生鸡内金细末三钱。所余山药之渣，仍可水煮数次，当茶饮之，久之月信必至。盖鸡内金生用，为通月信最要之药，而多用又恐稍损气分，故又多用山药至四两，以培气分也。(《医学衷中参西录·论室女干病治法》)

滋膵饮

[组成] 生箭芪五钱　大生地一两　生怀山药一两　净萸肉五钱　生猪胰子切碎，三钱

［**主治**］消渴。

［**用法**］上五味，将前四味煎汤，送服猪胰子一半，至煎渣时，再送服余一半。若遇中、上二焦积有实热，脉象洪实者，可先服白虎加人参汤数剂，将实热消去强半，再服此汤，亦能奏效。(《医学衷中参西录·治消渴方·滋膵饮》)

第三章 医 案

第一节 内科医案

感 冒

○ 又治一人，年近三旬，因长途劳役，感冒甚重，匆匆归家，卧床不起。经医诊治，半月病益加剧。及愚视之，见其精神昏愦，谵语不休，肢体有时惕动不安，其两目直视，似无所见，其周身微热，而间有发潮热之时，心中如何，询之不能自言，其大便每日下行皆系溏粪，其脉左右皆弦细而浮，数逾六至，重按即无。其父泣而问曰：延医数位，皆不为出方，因此后事皆备，不知犹可救否？余生平只此一子。深望先生垂怜也。愚悯其言词恻切，慨然许为救愈。时有其同村医者在座，疑而问曰：此证之危险已至极点，人所共见，先生独慨然谓其可治，然不知此证果系何病，且用何方药治之？答曰：此《伤寒论》少阳篇所谓三阳合病，然《伤寒论》中所言者，是三阳合病之实证，而此证乃三阳合病之虚证，且为极虚之证。凡三阳合病以病已还表，原当由汗而解，此病虽虚，亦当由汗而解也。医者闻愚言，若深讶异曰：病虚若此，犹可发汗乎？且据何见解而知谓为三阳合病乎？答曰：此证为三阳合病，确有征据。此证之肢体惕动，两目直视，且间发潮热者，少阳也；精神昏愦、谵语不休者，阳明也；其脉弦而甚浮者，乃自少阳还太阳也，是以谓之三阳合病也。夫病已还表，原欲作汗，特以脉数无根，真阴大亏，阳升而阴不能应，是以不能化合而为汗耳。治此证者，当先置外感于不问，而以滋培其真阴为主，连服数剂，俾阴分充足，自能与阳气化合而为汗，汗出而病即愈矣。若但知病须汗解，当其脉数无根之时，即用药强发其汗，无论其汗不易出也，即服后将汗发出，其人几何不虚脱也。医者闻之甚悦服曰：先生明论，迥异寻常，可急为疏方以救此垂绝之命哉。愚遂为开生地黄、熟地黄、生山药、大枸杞各一两，玄参、沙参、净萸肉各五钱，煎汤一大碗，分两次温饮下。此药一日夜间连进两剂。翌晨再诊其脉，不足六至，精神亦见明了。自服药后大便未行，遂于原方中去萸肉，加青连翘二钱，服后周身得汗，病若失。(《医学衷中参西录·少阳篇三阳合病之治法》)

伤　寒

○ 李儒斋，天津山东省银行理事，年三十二岁，于夏季得伤寒证。

[病因] 午间恣食瓜果，因夜间失眠，遂食余酣睡，值东风骤至，天气忽变寒凉，因而冻醒，其未醒之时又复梦中遗精，醒后遂觉周身寒凉抖战，腹中又复隐隐作疼，惧甚，遂急延为诊视。

[证候] 迨愚至为诊视时，其寒战腹疼益甚，其脉六部皆微细欲无，知其已成直中少阴之伤寒也。

[诊断] 直中少阴伤寒为麻黄附子细辛汤证，而因在梦遗之后，腹中作疼，则寒凉之内侵者益深入也，是宜于麻黄附子细辛汤中再加温暖补益之品。

[处方] 麻黄二钱、乌附子三钱、细辛一钱、熟地黄一两、生怀山药五钱、净萸肉五钱、干姜三钱、公丁香十粒。

煎汤一大盅，温服，温覆取汗，勿令过度。

[效果] 将药服后，过一点钟，周身微汗，寒战与腹疼皆愈。

[或问] 麻黄附子细辛汤证，伤寒始得发热脉沉也，今斯证寒战脉

沉细，夫寒战与发热迥异矣，何以亦用麻黄附子细辛汤乎？答曰：麻黄附子细辛汤证，是由太阳传少阴也，为其病传少阴是以脉沉，为其自太阳传少阴，是以太阳有反应之力而发热。此证昼眠冻醒，是自太阳传少阴，又因恣食寒凉继而昼寝梦遗，其寒凉又直中少阴，内外寒凉夹攻，是以外寒战而内腹疼，太阳虽为表阳亦无响应之力也。方中用麻黄以逐表寒，用附子以解里寒，用细辛以通融表里，使表里之寒尽化；又因其少阴新虚，加熟地黄、萸肉、山药以补之，养正即以除邪也，又因其腹疼，知寒侵太深，又加干姜、丁香助附子、细辛以除之，寒邪自无遁藏也。方中用意周匝，是以服之即效。至于麻黄发汗只二钱者，因当夏令也，若当冬令则此证必须用四钱方能出汗，此用药因时令而有异也。至若在南方，虽当冬令，用麻黄二钱亦能发汗，且南方又有麻黄不过钱之说，此又用药因地点而有异也（《医学衷中参西录·少阴病麻黄附子细辛汤证》中也录有本案。编者注）。（《医学衷中参西录·伤寒门·少阴伤寒》）

○ 又喻嘉言曰：石开晓病伤风，咳嗽，未尝发热，自觉气迫欲死，呼吸不能相续。求余诊之，见其头面赤红，躁扰不歇，脉亦豁大而空。谓曰：此证颇奇，全是伤寒戴阳证。何以伤风小恙亦有之。急宜用人参、附子等药温补下元，收回阳气。不然子丑时，一身大汗，脱然而死矣。渠不以为然。及日落阳不用事，忙乱不能少支。忙服前药，服后稍宁片刻。又为床侧添同寝一人，逼出其汗。再用一剂，汗止身安，咳嗽俱不作。询其所由，云连服麻黄药四剂，遂如此躁急。然后知伤风亦有戴阳证，与伤寒无别。总因其人平素下虚，是以真阳易于上越耳（本案为他人所治，编者注）。

按：此证由于连服麻黄四剂之后，而服药后，犹设法逼出其汗，岂服麻黄时未出汗乎。独不虑其元阳，因服药甫收敛，又因出汗而浮越乎。愚曾治有类此之证，其病因亦类此。愚重用山萸肉（去净核）二两，

加人参、龙骨（不煅）各数钱而愈。其案详拙拟来复汤后，可参视。(《医学衷中参西录·治伤寒温病同用方·仙露汤》)

○ 至其人阳分、阴分俱虚，又宜并补其阴阳以助之出汗。

张景岳曾治一叟得伤寒证，战而不汗。于其翌日发战之时，投以大剂八味地黄汤，须臾战而得汗。继因汗多亡阳，身冷汗犹不止，仍投以原汤，汗止病亦遂愈（本案为他人所治，编者注）。用其药发汗，即用其药止汗，是能运用古方入于化境者也。(《医学衷中参西录·伤寒风温始终皆宜汗解说》)

温　病

○ 天津公安局科长康国屏之幼女晓卿，年九岁，于孟秋得温病兼大气下陷。

[病因] 因得罪其母惧谴谪，藏楼下屋中，屋窗四敞，卧床上睡着，被风吹袭遂成温病。

[证候] 初得病时服药失宜，热邪内陷，神昏不语，后经中西医多位诊治二十余日，病益加剧，医者见病危已至极点，皆辞不治。继延愚为诊视，其两目上窜，几不见黑睛，精神昏愦，毫无知觉，身体颤动不安，时作嗳声，其肌肤甚热，启其齿见其舌缩而干，苔薄微黄，偶灌以水或米汤犹知下咽，其气息不匀，间有喘时，其脉数逾六至，左部细而浮，不任重按，右部亦弦细，重诊似有力，大便旬日未行。

[诊断] 此外感之热久不退，灼耗真阴，以致肝脏虚损，木燥生风而欲上脱也。当用药清其实热，滋其真阴，而更辅以酸收敛肝之品，庶可救此极危之证。

[处方] 生石膏（轧细）二两、野台参三钱、生怀地黄一两、净萸肉一两、生怀山药六钱、甘草二钱。

共煎汤两大盅，分三次温饮下，每次调入生鸡子黄一枚。

　　[**方解**] 此方即白虎加人参汤，以生地黄代知母，生山药代粳米，而又加萸肉也。此方若不加萸肉为愚常用之方，以治寒温证当用白虎加人参汤而体弱阴亏者，今加萸肉借以收敛肝气之将脱也。至此方不用白虎汤加减，而必用白虎加人参为之加减者，因病至此际，非加人参于白虎汤中不能退其深陷之热，复其昏愦之神明也。此理参观四期药物讲义人参解后所附医案自明。

　　复诊　将药三次服完，目睛即不上窜，身体安稳不复颤动，噫声已止，气息已匀，精神较前明了而仍不能言，大便犹未通下，肌肤犹热，脉数已减，不若从前之浮弦，而右部重诊仍似有力，遂即原方略为加减，俾再服之。

　　[**处方**] 生石膏（轧细）两半、野台参三钱、生怀地黄一两、净萸肉六钱、天冬六钱、甘草二钱。

　　共煎汤两盅，分两次温饮下，每次调入生鸡子黄一枚。

　　三诊　日服药一剂，连服两日，热已全退，精神之明了，似将复原，而仍不能言，大便仍未通下，间有努力欲便之象，遂用灌肠法以通其便。再诊其脉，六部皆微弱无力，知其所以不能言者，胸中大气虚陷，不能上达于舌本也。宜于大剂滋补药中，再加升补气分之品。

　　[**处方**] 生怀山药一两、大甘枸杞一两、沙参一两、天冬六钱、寸麦冬六钱、生箭芪三钱、野台参三钱、升麻一钱、桔梗一钱。

　　共煎汤一盅半，分两次温服下。

　　[**效果**] 将药煎服两剂，遂能言语，因即原方去升麻减沙参之半，再加萸肉、生麦芽各三钱，再服数剂以善后。

　　[**说明**] 医者救危险将脱之证喜用人参，而喻嘉言谓气若上脱，但知重用人参转令人气高不返，必重用赭石辅之始能奏效，此诚千古不磨之论也。此方中之用人参原非用其救脱，因此证真阴大亏，惟石膏与人参并用，独能于邪火炽盛之时立复真阴，此白虎加人参汤之实用也。至于萸肉，其补益气分之力远不如参，而其挽救气分之上脱则远胜于参。

诚以肝主疏泄，人之元气甚虚者，恒因肝之疏泄过甚而上脱，重用萸肉以敛肝使之不复疏泄，则元气之欲上脱者即可不脱，此愚屡次用之奏效而确知其然者也。（《医学衷中参西录·温病门·温病兼大气下陷》）

〇 天津一区教堂后，张姓媪，年过五旬，先得温病，腹疼即又下痢。

［病因］因其夫与子相继病故，屡次伤心，蕴有内热，又当端阳节后，天气干热非常，遂得斯证。

［证候］腹中搅疼，号呼辗转不能安卧，周身温热，心中亦甚觉热，为其卧不安枕，手足扰动，脉难细诊，其大致总近热象，其舌色紫而干，舌根微有黄苔，大便两日未行。

［诊断］此乃因日日伤心，身体虚损，始则因痛悼而脏腑生热，继则因热久耗阴而更生虚热，继又因时令之燥热内侵与内蕴之热相并，激动肝火下迫腹中，是以作疼，火热炽盛，是以表里俱觉发热。此宜清其温热，平其肝火，理其腹疼，更宜防其腹疼成痢也。

［处方］先用生杭芍一两、甘草三钱，煎汤一大盅，分两次温服。每次送服卫生防疫宝丹（甘草十两、细辛一两半、白芷一两、薄荷冰四钱、冰片二钱、朱砂三两，共研细，先将前五味和匀，水丸如桐子大晾干，再用朱砂为衣，勿令余剩。装以布袋，杂以琉珠，来往撞荡，务令光滑坚实。如此日久，可不走气味。治霍乱证，宜服八十丸，开水送服。服后均宜温覆取微汗。主治霍乱吐泻转筋，下痢腹痛，及一切痧证。平素口含化服，能防一切疠疫传染。编者注）（方载三期霍乱门）四十粒，约点半钟服完两次，腹已不疼。又偹用连翘一两、甘草三钱，煎汤一大盅，分作三次温服。每次送服拙拟离中丹三钱（方即益元散以生石膏代滑石），嘱约两点钟温服一次。

复诊　翌日晚三点钟，复为诊视，闭目昏昏，呼之不应。其家人言，前日将药服完，里外之热皆觉轻减，午前精神颇清爽，午后又渐发潮热，病势一时重于一时。前半点钟呼之犹知答应，兹则大声呼之

第三章　医案

35

亦不应矣。又自黎明时下脓血，至午后已十余次，今则将近两点钟未见下矣。诊其脉左右皆似大而有力，重按不实，数近六至，知其身体本虚，又因屡次下痢，更兼外感实热之灼耗，是以精神昏愦，分毫不能支持也。拟放胆投以大剂白虎加人参汤，复即原方略为加减，俾与病机适宜。

[处方]生石膏（捣细）三两、野台参五钱、生杭芍一两、生怀地黄一两、甘草三钱、生怀山药八钱。

共煎汤三盅，分三次徐徐温服下。

此方系以生地黄代原方中知母，生山药代原方中粳米，而又加芍药。以芍药与方中甘草并用，即《伤寒论》中芍药甘草汤，为仲圣复真阴之妙方。而用于此方之中，又善治后重腹疼，为治下痢之要药也。

复诊 将药三次服完后，时过夜半，其人豁然省悟，其家人言自诊脉疏方后，又下脓血数次，至将药服完，即不复下脓血矣。再诊其脉，大见和平，问其心中，仍微觉热，且觉心中怔忡不安。拟再治以凉润育阴之剂，以清余热，而更加保合气化之品，以治其心中怔忡。

[处方]玄参一两、生杭芍六钱、净萸肉六钱、生龙骨（捣碎）六钱、生牡蛎（捣碎）六钱、沙参四钱、酸枣仁（炒捣）四钱、甘草二钱。

共煎汤两盅，分两次温服。每服一次，调入生鸡子黄一枚。

[效果]将药连服三剂，余热全消，心中亦不复怔忡矣。遂停服汤药，俾用生怀山药细末一两弱，煮作茶汤，少兑以鲜梨自然汁，当点心服之，以善其后。

[说明]温而兼痢之证，愚治之多矣，未有若此证之剧者。盖此证腹疼至辗转号呼不能诊脉，不但因肝火下迫欲作痢也，实兼有外感毒疠之气以相助为虐。故用芍药以泻肝之热，甘草之缓肝之急，更用卫生防疫宝丹（甘草十两、细辛一两半、白芷一两、薄荷冰四钱、冰片二钱、朱砂三两。主治霍乱吐泻转筋，下痢腹痛，及一切痧证。平素口含化服，能防一切疠疫传染。编者注）以驱逐外侵之邪气。迨腹疼已愈，又恐其温热增剧，故又

俾用连翘、甘草煎汤，送服离中丹以清其温热，是以其证翌日头午颇见轻。若即其见轻时而早为之诊脉服药，原可免后此之昏沉，乃因翌日相延稍晚，竟使病势危至极点，后幸用药得宜，犹能挽回，然亦险矣。谚有"走马看伤寒"，言其病势变更之速也。至治温病亦何独不然哉。又此证过午所以如此加剧者，亦以其素本阴虚，又自黎明下痢脓血多次，则虚而益虚，再加以阴亏之虚热，与外感之实热相并，是以其精神即不能支持。所赖方中药味无多，而举凡虚热、实热及下痢所生之热，兼顾无遗，且又煎一大剂分三次温饮下，使药力前后相继，此古人一煎三服之法。愚遵此法以挽回险证救人多矣。非然者则剂轻原不能挽回重病，若剂重作一次服病患又将不堪。惟将药多煎少服，病愈不必尽剂，此以小心行其放胆，洵为挽回险病之要着也。(《医学衷中参西录·温病门·温热腹疼兼下痢》)

○外孙王竹荪，年五十，身体素羸弱，于仲夏得温病。心中热而烦躁，忽起忽卧，无一息之停。其脉大而且硬，微兼洪象。其舌苔薄而微黑，其黑处若斑点。知其内伤与外感并重也。其大便四日未行，腹中胀满，按之且有硬处。其家人言，腹中满硬系宿病，已逾半载，为有此病，所以身形益羸弱。因思宿病宜从缓治，当以清其温热为急务。为疏方用白虎加人参汤，方中石膏用生者两半，人参用野台参五钱，又以生山药八钱代方中粳米，煎汤两盅，分三次温饮下。一剂外感之热已退强半，烦躁略减，仍然起卧不安，而可睡片时。脉之洪象已无，而大硬如故。其大便尤未通下，腹中胀益甚。遂用生赭石细末、生怀山药各一两，野台参六钱，知母、玄参各五钱，生鸡内金钱半。煎汤服后，大便通下。迟两点钟，腹中作响，觉瘀积已开，连下三次，皆系陈积，其证陡变，脉之大与硬，较前几加两倍，周身脉管皆大动，几有破裂之势，其心中之烦躁，精神之骚扰，起卧之频频不安，实有不可言语形容者。其家人环视惧甚，愚毅然许为治愈。遂急开净萸肉、生龙骨各两半，熟地黄、生山药各一两，野台参、白术各六钱，炙甘草三钱。煎汤一大碗，分两次温饮下，其状况稍安，脉亦见敛。当日按方又进一剂，可以安卧。须臾，其脉渐若瘀积未下时，其腹亦见软，惟心中时或发热。继将原方去白术，加生地黄八钱。日服一剂。三剂后，脉象已近平和，而大便数日未行，且自觉陈积未净，遂将萸肉、龙骨各减五钱，加生赭石六钱，当归三钱。又下瘀积若干。其脉又见大，遂去赭石、当归，连服十余剂痊愈。(《医学衷中参西录·论革脉之形状及治法》)

○ 一媪，年六十余。当孟夏晨饭之际，忽闻乡邻有斗者，出视之，见强者凌弱太甚，心甚不平；又兼饭后有汗受风，遂得温证。表里俱热，胃口堵塞，腹中疼痛，饮水须臾仍吐出。七八日间，大便不通。其脉细数，按之略实。自言心中燥渴，饮水又不能受，从前服药止吐，其药亦皆吐出。若果能令饮水不吐，病犹可望愈。愚曰：易耳。为开此汤（荡胸汤：蒌仁二两、生赭石二两、苏子六钱、芒硝四钱冲服。用水四盅，煎取清汁两盅，先温服一盅。结开，大便通行，停后服。若其胸中结犹未开，过两点钟，再温服一盅。若胸中之结已开，而大便犹未通下，且不觉转矢气者，仍可温服半盅。主治寒温结胸，其证胸膈痰饮，与外感之邪互相凝结，上塞咽喉，下滞胃口，呼吸不利，满闷短气，饮水不能下行，或转吐出。兼治疫证结胸。编者注），加生石膏二两、野台参五钱，煎汤一大碗，分三次温饮下。晚间服药，翌晨大便得通而愈。当大便未通时，曾俾用山萸肉（去净核）二两煎汤，以备下后心中怔忡及虚脱。及大便通后，微觉怔忡，服之即安。(《医学衷中参西录·治伤寒温病同用方·荡胸汤》)

○ 一室女，资禀素羸弱，得温病五六日，痰喘甚剧。治以《金匮》小青龙汤加石膏，一剂喘顿止。时届晚八点钟，一夜安稳。至寅时喘复作，不若从前之剧，而精神恍惚，心中怔忡。再诊其脉，如水上浮麻不分至数，按之即无，此将脱之候也。取药不暇，幸有预购山药两许，急煎服之，病少愈。此际已疏方取药，方系熟地四两、生山药一两、野台参五钱。而近处药房无野台参，并他参亦罄尽。再至他处，又恐误事。遂单煎熟地、山药饮之，病愈强半。一日之内，按其方连进三剂，病遂痊愈。（《医学衷中参西录·地黄解》《医学衷中参西录·山药解》中也录有本案。编者注。）

按：此证原当用拙拟来复汤（山茱萸二两、生龙骨一两、生牡蛎一两、生白芍六钱、野台参四钱、炙甘草二钱；主治寒温外感诸证，大病瘥后不能自复，寒热往来，虚汗淋漓；或但热不寒，汗出而热解，须臾又热又汗，目睛上窜，势危欲脱；或喘逆，或怔忡，或气虚不足以息，诸证若见一端，即宜急服。编者注），其方重用山萸肉以收脱，而当时愚在少年，其方犹未拟出，亦不知重用萸肉，而自晨至暮，共服熟地十二两，竟能救此垂危之证，熟地之功用诚伟哉。又此证初次失处，在服小青龙汤后，未用补药。愚经此证后，凡遇当用小青龙汤而脉稍弱者，服后即以补药继之。或加人参于汤中，恐其性热，可将所加之石膏加重。

又按：《张氏八阵》、赵氏《医贯》、冯氏《锦囊》皆喜重用熟地，虽外感证，亦喜用之。其立言诚有偏处。然当日必用之屡次见效，而后笔之于书。（《医学衷中参西录·治伤寒温病同用方·白虎加人参以山药代粳米汤》）

○ 愚曾治一媪年近五旬，患温病半月不愈。其左脉弦硬有真气不敛之象，右脉近洪而不任重按，此邪实正虚也，为拟补正祛邪之剂。病者将药饮一口，嫌其味苦不服。再延他医，为开三甲复脉汤方，略有加减，服后烦躁异常，此心肾不交，阴阳将离也。医者犹不省悟，竟于原方中加大黄二钱，服后汗出不止。此时若重用山萸肉二两，汗犹可止，汗止后，病仍可治，惜该医见不及此，竟至误人性命也。（《医学衷中参西录·鳖甲龟甲不可用于虚弱之证》）

咳　嗽

○ 陈林生，江苏浦口人，寓天津一区玉山里，年十八岁。自幼得肺痨喘嗽证。

[病因]因其母素有肺痨病，再上推之，其外祖母亦有斯病。是以自幼时，因有遗传性亦患此病。

[证候]其证，初时犹轻，至热时即可如常人，惟略有感冒即作喘嗽。治之即愈，不治则两三日亦可自愈。至过十岁则渐加重，热时亦作喘嗽，冷时则甚于热时，服药亦可见轻，旋即反复。至十六七岁时，病又加剧，屡次服药亦无效，然犹可支持也。迨愚为诊视，在民纪十九年仲冬，其时病剧已难支持，昼夜伏几，喘而且嗽，咳吐痰涎，连连不竭，无论服何中药，皆分毫无效。惟日延西医注射药针一次，虽不能止咳喘而可保当日无虞。诊其脉左右皆弦细，关前微浮，两尺重按无根。

[诊断]此等证，原因肺脏气化不能通畅，其中诸细管即易为痰涎滞塞，热时肺胞松缓，故病犹轻，至冷时肺胞紧缩，是以其病加剧。治之者当培养其肺中气化，使之阖辟有力，更疏瀹其肺中诸细管，使之宣通无滞，原为治此病之正规也。而此证两尺之脉无根，不但其肺中有病，其肝肾实亦有病，且病因又为遗传性，原非一蹴所能治愈，当分作数步治之。

[处方]生怀山药一两、大甘枸杞一两、天花粉三钱、天冬三钱、生杭芍三钱、细辛一钱、射干三钱、杏仁（去皮）二钱、五味子（捣碎）二钱、葶苈子（微炒）二钱、广三七（捣细）二钱。

药共十一味，前十味煎汤一大盅，送服三七末一钱，至煎渣再服时仍送服余一钱。

[方解]方中用三七者，恐肺中之气窒塞，肺中之血亦随之凝滞，三七为止血妄行之圣药，更为流通瘀血之圣药，故于初步药中加之。五味必捣碎用者，因其外皮之肉偏于酸，核中之仁味颇辛，酸辛相济，能敛又复能开，若囫囵入汤剂煎之，则力专酸敛，服后或有满闷之弊，若捣碎用之，无事伍以干姜（小青龙汤中五味、干姜并用，徐氏谓此借干姜辛以调五味之酸），服后自无满闷之弊也。

复诊 将药连服四剂，咳喘皆愈三分之二，能卧睡两三点钟。其脉关前不浮，至数少减，而两尺似无根，拟再治以纳气归肾之方。

[处方] 生怀山药一两、大甘枸杞一两、野党参三钱、生赭石（轧细）六钱、生怀地黄六钱、生鸡内金（黄色的捣）钱半、净萸肉四钱、天花粉四钱、天冬三钱、牛蒡子（捣碎）三钱、射干二钱。

共煎汤一大盅温服。

[方解] 参之性补而微升，惟与赭石并用，其补益之力直达涌泉。况咳喘之剧者，其冲胃之气恒因之上逆，赭石实又为降胃镇冲之要药也。至方中用鸡内金者，因其含有稀盐酸，原善化肺管中之瘀滞以开其闭塞，又兼能运化人参之补力不使作满闷也。

三诊 将药连服五剂，咳喘皆愈，惟其脉仍逾五至，行动时犹觉气息微喘，此乃下焦阴分犹未充足，不能与阳分相维系也。此当峻补其真阴，俾阴分充足自能维系其阳分，气息自不上奔矣。

[处方] 生怀山药一两、大甘枸杞一两、熟怀地黄一两、净萸肉四钱、玄参四钱、生远志钱半、北沙参四钱、怀牛膝三钱、大云苓片二钱、苏子（炒捣）二钱、牛蒡子（捣碎）二钱、生鸡内金钱半。

共煎汤一大盅，温服。

[方解] 按：远志，诸家本草皆谓其味苦性善补肾，而愚曾嚼服之，则其味甚酸，且似含有矾味。后阅西药本草，谓其含有林檎酸，且谓可作轻吐药（服其末至二钱即可作吐），是其中含有矾味可知。为其味酸，且含有矾味，是以能使肺中多生津液以化凝痰，又可为理肺要药。此原为肺肾同治之剂，故宜用此肺肾双理之药也。

[效果] 将药连服八剂，行走动作皆不作喘，其脉至数已复常。从此停服汤药，俾日用生怀山药细末，水调煮作茶汤，少调以生梨自然汁，当点心用之以善其后。(《医学衷中参西录·虚劳喘嗽门·肺痨喘嗽遗传性证》)

○ 邻村许姓学生，年十八岁，于季春得劳热咳嗽证。

[病因] 秉性刚强，校中岁底季考，未列前茅，于斯发愤用功，劳心过度；又当新婚之余，或年少失保养，迨至春阳发动，渐成劳热咳嗽证。

[证候] 日晡潮热，通夜作灼，至黎明得微汗其灼乃退。白昼咳嗽不甚剧，夜则咳嗽不能安枕。饮食减少，身体羸瘦，略有动作即气息迫促。左右脉皆细弱，重按无根，数逾七至。夫脉一息七至，即难挽回，况复逾七至乎？犹幸食量犹佳，大便干燥（此等证忌滑泻），知犹可治。拟治以峻补真阴之剂，而佐以收敛气化之品。

[处方] 生怀山药一两、大甘枸杞八钱、玄参六钱、生怀地黄六钱、沙参六钱、甘草三钱、生龙骨（捣碎）六钱、净萸肉六钱、生杭芍三钱、五味子（捣碎）三钱、牛蒡子（捣碎）三钱。

共煎汤一大盅，温服。

[方解] 五味入汤剂，药房照例不捣。然其皮味酸，核味辛，若囫囵入煎则其味过酸，服之恒有满闷之弊。故徐灵胎谓宜与干姜之味辛者同服。若捣碎入煎，正可借其核味之辛以济皮味之酸，无事伍以干姜而亦不发满闷。是以欲重用五味以治嗽者，当注意令其捣碎，或说给病家自检点。至于甘草多用至三钱者，诚以此方中不但五味酸，萸肉亦味酸，若用甘草之至甘者与之化合（即甲己化土），可增加其补益之力（如酸能齼齿，得甘则不齼齿是明征），是以多用至三钱。

复诊 将药连服三剂，灼热似见退，不复出汗，咳嗽亦稍减，而脉仍七至强。因恍悟此脉之数，不但因阴虚，实亦兼因气虚，犹若力小而强任重者，其体发颤也。拟仍峻补其真阴，再辅以补气之品。

[处方] 生怀山药一两、野台参三钱、大甘枸杞六钱、玄参六钱、生怀地黄六钱、甘草三钱、净萸肉五钱、天花粉五钱、五味子（捣碎）三钱、生杭芍三钱、射干二钱、生鸡内金（黄色的捣）钱半。

共煎一大盅温服。为方中加台参恐服之作闷，是以又加鸡内金以运化之。且凡虚劳之甚者，其脉络间恒多瘀滞，鸡内金又善化经络之瘀滞也。

三诊　将药连服四剂，灼热咳嗽已愈十之七八，脉已缓至六至，此足征补气有效也。爰即原方略为加减，多服数剂，病自除根。

[**处方**]　生怀山药一两、野台参三钱、大甘枸杞六钱、玄参五钱、生怀地黄五钱、甘草二钱、天冬五钱、净萸肉五钱、生杭芍三钱、川贝母三钱、生远志二钱、生鸡内金（黄色的捣）钱半。

共煎一大盅温服。

[**效果**]　将药连服五剂，灼热咳嗽痊愈，脉已复常，遂停服汤剂。俾日用生怀山药细末煮作茶汤，兑以鲜梨自然汁，当点心服之，以善其后。（《医学衷中参西录·虚劳喘嗽门·劳热咳嗽》）

喘　证

○　一少年因力田劳苦过度，致胸中大气下陷，四肢懒动，饮食减少，自言胸中满闷，其实非满闷乃短气也，粗人不善述病情，往往如此。医者不能自审病因，投以开胸理气之剂，服之增重。又改用半补半破之剂，服两剂后，病又增重。又延他医，投以桔梗、当归、木香各数钱，病大见愈，盖全赖桔梗升提气分之力也。医者不知病愈之由，再服时竟将桔梗易为苏梗，升降易性，病骤反复。自此不敢服药。迟延二十余日，病势垂危，喘不能卧，昼夜倚壁而坐，假寐片时，气息即停，心下突然胀起，急呼醒之，连连喘息数口，气息始稍续，倦极偶卧片时，觉腹中重千斤，不能转侧，且不敢仰卧，其脉乍有乍无，寸关尺或一部独见，或两部同见，又皆一再动而止，此病之危已至极点。因确知其为大气下陷，遂放胆投以生箭芪一两，柴胡、升麻、净萸肉各二钱。煎服片时，腹中大响一阵，有似昏愦，苏息片时，恍然醒悟。自此呼吸复常，可以安卧，转侧轻松，其六脉皆见，仍有雀啄之象。自言百病皆除，惟觉胸中烦热，遂将方中升麻、柴胡皆改用钱半，又加知母、玄参各六钱，服后脉遂复常。惟左关三五不调，知其气分之根柢犹未实也，遂用野台参一两，玄参、天冬、带心麦冬各三钱，两剂痊愈。(《医学衷中参西录·大气诠》)

○ 罗金波，天津新旅社理事，年三十四岁，得肺痨喘嗽病。

[病因] 数年之前，曾受肺风发咳嗽，治失其宜，病虽暂愈，风邪锢闭肺中未去，致成肺痨喘嗽证。

[证候] 其病在暖燠之时甚轻，偶发喘嗽一半日即愈，至冬令则喘嗽连连，必至天气暖和时始渐愈。其脉左部弦硬，右部濡滑，两尺皆重按无根。

[诊断] 此风邪锢闭肺中，久而伤肺，致肺中气管滞塞，暖时肌肉松缓，气管亦随之松缓，其呼吸犹可自如；冷时肌肉紧缩，气管亦随之紧缩，遂至吸难呼易而喘作，更因痰涎壅滞而嗽作矣。其脉左部弦硬者，肝肾之阴液不足也。右部濡滑者，肺胃中痰涎充溢也。两尺不任重按者，下焦气化虚损，不能固摄，则上焦之喘嗽益甚也。欲治此证，当先宣通其肺，俾气管之郁者皆开后，再投以滋阴培气，肺肾双补之剂以被除其病根。

[处方] 麻黄钱半、天冬三钱、天花粉三钱、牛蒡子(捣碎)三钱、杏仁(去皮，捣碎)二钱、甘草钱半、苏子(炒捣)二钱、生远志(去心)二钱、生麦芽二钱、生杭芍二钱、细辛一钱。

共煎汤一大盅，温服。

复诊 将药煎服两剂，喘嗽皆愈，而劳动时仍微喘。其脉左部仍似弦硬，右部仍濡，不若从前之滑，两尺犹虚，此病已去而正未复也。宜再为谋根本之治法，而投以培养之剂。

[处方] 野台参三钱、生赭石(轧细)八钱、生怀山药一两、熟怀地黄一两、生怀地黄一两、大云苓片二钱、大甘枸杞六钱、天冬六钱、

净萸肉五钱、苏子（炒捣）三钱、牛蒡子（捣碎）三钱。

共煎一大盅，温服。

[方解] 人参为补气主药，实兼具上升之力。喻嘉言谓："气虚欲上脱者专用之转气高不返。"是以凡喘逆之证，皆不可轻用人参，惟重用赭石以引之下行，转能纳气归肾，而下焦之气化，遂因之壮旺而固摄。此方中人参、赭石并用，不但欲导引肺气归肾，实又因其两尺脉虚，即借以培补下焦之气化也。

[效果] 将药连服十余剂，虽劳动亦不作喘。再诊其脉，左右皆调和无病，两尺重按不虚，遂将赭石减去二钱，俾多服以善其后。（《医学衷中参西录·虚劳喘嗽门·肺痨喘咳》）

〇 若遇脉象虚者，用小青龙汤及从龙汤时，皆宜加参，又宜酌加天冬，以调解参性之热。然如此佐以人参、天冬，仍有不足恃之时。

曾治一人年近六旬，痰喘甚剧，脉则浮弱不堪重按，其心中则颇觉烦躁，投以小青龙汤去麻黄加杏仁，又加生石膏一两，野台参四钱，天冬六钱，俾煎汤一次服下。然仍恐其脉虚不能胜药，预购生杭萸肉（药房中之山萸肉多用酒拌蒸熟令色黑，其酸敛之性大减，殊非所宜）三两，以备不时之需。乃将药煎服后，气息顿平，阅三点钟，忽肢体颤动，遍身出汗，又似作喘，实则无气以息，心怔忡莫支，诊其脉如水上浮麻，莫辨至数，急将所备之萸肉急火煎数沸服下，汗止精神稍定，又添水煮透，取浓汤一大盅服下，脉遂复常，怔忡喘息皆愈。继于从龙汤中加萸肉一两，野台参三钱，天冬六钱，煎服两剂，痰喘不再反复。

按：此证为元气将脱，有危在顷刻之势，重用山萸肉即可随手奏效者，因人之脏腑惟肝主疏泄，人之元气将脱者，恒因肝脏疏泄太过，重用萸肉以收敛之，则其疏泄之机关可使之顿停，即元气可以不脱，此愚从临证实验而得，知山萸肉救脱之力十倍于参芪也。因屡次重用之，以挽回人命于顷刻之间，因名之为回生山茱萸汤。（《医学衷中参西录·太阳

病小青龙汤证》)

〇 天津一区竹远里，于姓媪，年近五旬，咳嗽有痰微喘，且苦不寐。

［病因］夜间因不能寐，心中常觉发热，久之则肺脏受伤，咳嗽多痰，且微作喘。

［证候］素本夜间不寐，至黎明时始能少睡。后因咳嗽不止，痰涎壅盛，且复作喘，不能安卧，恒至黎明亦不能睡。因之心中发热益甚，懒于饮食，大便干燥，四五日一行，两旬之间大形困顿，屡次服药无效。其脉左部弦而无力，右部滑而无力，数逾五至。

［诊断］此真阴亏损，心肾不能相济，是以不眠。久则心血耗散，心火更易妄动以上烁肺金，是以咳嗽有痰作喘。治此证者，当以大滋真阴为主，真阴足则心肾自然相交，以水济火而火不妄动；真阴足则自能纳气归根，气息下达，而呼吸自顺。且肺肾为子母之脏，原相连属，子虚有损于母，子实即有益于母，果能使真阴充足，则肺金既不受心火之烁耗，更可得肾阴之津润，自能复其清肃下行之常，其痰涎咳嗽不治自愈也。若更辅以清火润肺、化痰宁嗽之品，则奏效当更捷矣。

［处方］沙参一两、大枸杞一两、玄参六钱、天冬六钱、生赭石（轧细）五钱、甘草二钱、生杭芍三钱、川贝母三钱、牛蒡子（捣碎）一钱、生麦芽三钱、枣仁（炒捣）三钱、射干二钱。

共煎汤一大盅，温服。

复诊　将药连服六剂，咳喘痰涎愈十分之八，心中已不发热，食欲已振，夜能睡数时，大便亦不甚燥。诊其脉至数复常，惟六部重按仍皆欠实，左脉仍有弦意。拟再峻补其真阴以除病根，所谓上病取诸下也。

［处方］生怀山药一两、大枸杞一两、辽沙参八钱、生怀地黄六钱、熟怀地黄六钱、甘草二钱、生赭石（轧细）六钱、净萸肉四钱、生杭芍三钱、生麦芽三钱、生鸡内金（黄色的捣）钱半。

共煎汤一大盅，温服。

[**效果**] 将药连服二剂，诸病皆愈，俾用珠玉二宝粥常常当点心服之，以善其后。

[**或问**] 两方中所用之药，若滋阴、润肺、清火、理痰、止嗽诸品，原为人所共知，而两方之中皆用赭石、麦芽，且又皆生用者其义何居？答曰：胃居中焦，原以传送饮食为专职，是以胃中之气，以息息下行为顺，果其气能息息下行，则冲气可阻其上冲，胆火可因之下降，大便亦可按时下通，至于痰涎之壅滞，咳嗽喘逆诸证，亦可因之递减，而降胃之药，固莫赭石若也。然此物为铁氧化合，煅之则铁氧分离，即不宜用，此所以两方皆用赭石，而又必须生赭石也。至于麦芽，炒用之善于消食，生用之则善于升达肝气。人身之气化原左升右降，若但知用赭石降胃，其重坠下行之力或有碍于肝气之上升，是以方中用赭石降胃，即用麦芽升肝，此所以顺气化之自然，而还其左升右降之常也。(《医学衷中参西录·虚劳喘嗽门·肺痨喘嗽兼不寐证》)

○一妇人，年三十余，劳心之后兼以伤心，忽喘逆大作，迫促异常。其翁知医，以补敛元气之药治之，觉胸中窒碍不能容受。更他医以为外感，投以小剂青龙汤，喘益甚。延愚诊视，其脉浮而微数，按之即无，知为阴阳两虚之证。盖阳虚则元气不能自摄，阴虚而肝肾又不能纳气，故作喘也。为制此汤（参赭镇气汤：野台参四钱、生赭石六钱、生芡实五钱、生山药五钱、净萸肉六钱、生龙骨六钱、生牡蛎六钱、生杭芍四钱、苏子二钱。主治阴阳两虚，喘逆迫促，有将脱之势，亦治肾虚不摄，冲气上干，致胃气不降作满闷。编者注），病人服药后，未及复杯曰：吾有命矣。询之，曰从前呼吸惟在喉间，几欲脱去，今则转落丹田矣。果一剂病愈强半，又服数剂痊愈。(《医学衷中参西录·赭石解》中也录有本案。编者注)

按：生赭石压力最胜，能镇胃气、冲气上逆，开胸膈，坠痰涎，止呕吐，通燥结，用之得当，诚有捷效。虚者可与人参同用。(《医学衷中

○ 一人年四十余，外感痰喘，愚为治愈。但脉浮力微，按之即无。愚曰："脉象无根，当服峻补之剂，以防意外之变。"病家谓病患从来不受补药，服之则发狂疾，峻补之药，实不敢用。愚曰："既畏补药如是，备用亦可。"病家依愚言。迟半日忽发喘逆，又似无气以息，汗出遍体，四肢逆冷，身躯后挺，危在顷刻。急用净萸肉四两，爆火煎一沸即饮下，汗与喘皆微止。又添水再煎数沸饮下，病又见愈。复添水将原渣煎透饮下，遂汗止喘定，四肢之厥逆亦回。(《医学衷中参西录·治阴虚劳热方·来复方》中也录有本案。编者注)(《医学衷中参西录·山萸肉解》)

○ 又津埠三条石宋氏妇，年将四旬，身体羸弱，前二年即咳嗽吐痰，因不以为事未尝调治。今春证浸加剧，屡次服药无效。诊其脉，左部弦细，右部微弱，数近六至。咳嗽，吐痰白色，气腥臭，喘促自汗，午后发热，夜间尤甚，胸膈满闷，饮食减少，大便秘结，知其已成痨瘵而兼肺病也。从前所服药十余纸，但以止嗽药治其肺病，而不知子虚补母之义，所以无效。为疏方用《衷中参西录》首方资生汤（生山药一两、玄参五钱、於术三钱、生鸡内金二钱、牛蒡子三钱。主治痨瘵羸弱已甚，饮食减少，喘促咳嗽，身热脉虚数者；亦治女子血枯不月。编者注）加减，生山药八钱，玄参、大生地、净萸肉各六钱，生牡蛎、生杭芍、生赭石各四钱，於术、生鸡内金、甘草各二钱。煎服二剂，汗止喘轻，发热咳嗽稍愈，遂将前方去牡蛎，加蒌仁、地骨皮各三钱，山药改用一两，赭石改用六钱。连服十剂，诸病皆愈，为善后计，俾用《衷中参西录》泄泻门薯蓣粥方，用生山药细末八钱煮粥，调白糖服之，早晚各一次。后月余与介绍人晤面，言此时宋氏妇饮食甚多，身体较前健壮多矣。然此病本不易治，故服他医之药数十剂，寸效不见。乃病者喘逆迫促，竟能重用赭石以镇安其气，何用药之奇而奏效之捷也。燕杰答曰："余得名师傅授耳。"介绍人似未遽信，因为详细述之，乃大

48

叹服。(《医学衷中参西录·相臣哲嗣毅武来函》)

　　○ 又距均家五里之鱼鳞溪,有洪瑞璋者,年五十余,家素贫苦,曾吸鸦片,戒未多年,由咳而成喘疾,勉强操劳,每届冬令则加剧,然病发时亦往往不服药而自愈。兹次发喘,初由外感,兼发热头痛。医者投以二活、防、葛,大剂表散,遂汗出二日不止,喘逆上冲,不能平卧,胸痞腹胀,大便旬余未行,语不接气,时或瘛疭,种种见症,已濒极险。诊其脉,微细不起。形状颓败殊甚。详细勘视,诚将有阴阳脱离之虞。适日前阅赭石解,记其主治,揣之颇合。但恐其性太重镇而正气将随以下陷也,再四踌躇,因配以真潞党参、生怀山药、野茯神、净萸肉、广橘红、京半夏、龙骨、牡蛎、苏子、蒡子等,皆属按证而拟,竟与《衷中参西录》中之参赭镇气汤大致相同。一剂病愈大半,两剂即扶杖起行,三剂则康复如恒矣（本案为他人所治,编者注）。前月遇之,自言冬不知寒,至春亦未反复,似有返老还童之嘉概,感颂均德不辍口。盖其有生以来,从未服过功力大著之药,今连投数重剂,复与病机吻合,宜乎效倍寻常,不亚琼浆玉液也。综此两证,皆濒极危地步,乃因先生之方法,遂得着手回生,忝获嘉誉,先生殊大有造于均,寸衷铭感,固当永矢弗谖矣。嗣此仰慕先生之情愈切,思见先生之书倍殷。(《医学衷中参西录·章叔和来函》)

　　○ 又愚用小青龙汤,凡遇脉虚者,必预购补药,以备不时之需。曾治一叟,年六十三,于仲冬得伤寒证,痰喘甚剧,其脉浮而弱,不任循按。问其平素,言有痨病,冬日恒发喘嗽。愚再三踌躇,勉强治以小青龙汤,去麻黄加杏仁、生石膏。为其脉弱,俾预购补药数种备用,服药喘稍愈。再诊其脉微弱益甚,愚遂用龙骨、牡蛎（皆不用煅）、野台参、生杭芍、山萸肉（去净核）为方,皆所素购也。煎汤甫成,此时病人呼吸俱微,自觉气息不续,急将药饮下,气息遂可接续。愚将旋里,嘱再服药数剂,以善其后。隔三日复来迎愚,言病又反复。愚至,见其喘促异常，其脉尺部无根，寸部有热。急用酸石榴一个，连皮捣烂煮汤，调白砂糖多半两，服之喘愈大半。又用所服原方去萸肉，仍加酸石榴一个，与药同煎好，再兑生梨自然汁半茶盅，服之喘遂大愈。盖石榴与萸肉，同系酸敛之品，而一则性温，一则性凉，此时脉象有火，故以酸石榴易萸肉，而又加生梨汁之甘寒，所以服之能效也。(《医学衷中参西录·治伤寒方·小青龙汤解》)

心　悸

　　○邻村李志绾，年二十余，素伤烟色，偶感风寒，医者用表散药数剂治愈。间日，忽遍身冷汗，心怔忡异常，自言气息将断，急求为调治。诊其脉浮弱无根，左右皆然。愚曰："此证虽危易治，得萸肉数两，可保无虞。"急取净萸肉四两，人参五钱。先用萸肉二两煎数沸，急服之，心定汗止，气亦接续，又将人参切作小块，用所余萸肉煎浓汤送下，病若失。(《医学衷中参西录·治阴虚来热方·来复汤》中也录有本案。编者注)(《医学衷中参西录·山萸肉解》)

胸　痹

　　○奉天开原友人田聘卿之夫人，年五十余，素有心疼证，屡服理气活血之药，未能除根。一日反复甚剧，服药数剂，病未轻减。聘卿见既济汤后，载有张寿田所治心疼医案，心有会悟，遂用其方[既济汤：大熟地一两、净萸肉一两、生山药六钱、生龙骨(捣细)六钱、生牡蛎(捣细)六钱、茯苓三钱、生白芍三钱、附子一钱。主治大病后阴阳不相维系。编者注]加没药、五灵脂各数钱，连服数剂痊愈，至此二年，未尝反复。由是观之，萸肉诚得木气最厚，故味虽酸敛，而性仍条畅，凡肝气因虚不能条畅而作疼者，服之皆可奏效也。

　　按：山茱萸酸敛之性，以之止汗固脱，犹在人意中，以之治心腹肢体疼痛，诚出人意外。然山茱萸主寒湿痹，《本经》原有明文，凡心腹肢体有所疼痛，皆其气血之痹而不行也。遵《本经》之旨以制方，而果能投之即效，读本草者，曷弗注意于《本经》哉。（《医学衷中参西录·山萸肉解》）

○友人张寿田（沧州人，其子侄从愚学医），曾治一少年，素患心疼，发时昼夜号呼。医者屡投以消通之药，致大便滑泻，虚气连连下泄，汗出如洗，目睛上泛，心神惊悸，周身瞤动，须人手按，而心疼如故。延医数人皆不敢疏方。寿田投以此汤（既济汤。编者注），将方中萸肉倍作二两，连服两剂，诸病皆愈，心疼竟从此除根。

或问：既济汤原为救脱之药，方中何以不用人参？答曰：人参之性补而兼升，以治上脱，转有气高不返之虞。喻嘉言《寓意草》中论之甚详。惟与赭石同用，始能纳气归根。而证兼下脱者，赭石又不宜用，为不用赭石，所以不敢用人参。且阳之上脱也，皆因真阴虚损，不能潜藏元阳，阳气始无所系恋而上奔。故方中重用熟地、山药以峻补真阴，俾阴足自能潜阳。而佐以附子之辛热，原与元阳为同气，协同芍药之苦降（《本经》味苦），自能引浮越之元阳下归其宅。更有萸肉、龙骨、牡蛎以收敛之，俾其阴阳固结，不但元阳不复上脱，而真阴亦永不下脱矣。

或问：此方能治脱证宜矣，而并能治心疼者何也？答曰：凡人身内外有疼处，皆其气血痹而不通。《本经》谓"山茱萸主心下邪气、寒热、温中、逐寒湿痹"，是萸肉不但酸敛，而更善开通可知。李士材治肝虚作疼，萸肉与当归并用。愚治肝虚腿疼，曾重用萸肉随手奏效（详案在第四卷曲直汤下）。盖萸肉得木气最厚，酸敛之中大具条畅之性，故善于治脱，尤善于开痹也。大抵其证原属虚痹，气血因虚不能流通而作疼。医者不知，惟事开破，迫开至阴阳将脱，而其疼如故，医者亦束手矣。而投以此汤，惟将萸肉加倍，竟能于救脱之外，更将心疼除根。此非愚制方之妙，实寿田之因证施用，而善于加减也。（《医学衷中参西

不寐

○一人，年三十余。常觉胆怯，有时心口或少腹瞤动后，须臾觉有气起自下焦，上冲胸臆，郁而不伸，连作呃逆，脖项发热，即癫狂唱呼。其夹咽两旁内，突起若瘰疬，而不若瘰疬之硬。且精气不固，不寐而遗，上焦觉热，下焦觉凉。其脉左部平和，微嫌无力，右部直上直下（李士材《脉诀》云：直上直下冲脉昭昭），仿佛有力，而按之非真有力。从前屡次医治皆无效。此肾虚致冲气挟痰上冲，乱其心之神明也。投以此汤（龙蚝理痰汤：清半夏四钱、生龙骨六钱、生牡蛎六钱、生赭石三钱、朴硝二钱、黑芝麻三钱、柏子仁三钱、生杭芍三钱、陈皮二钱、茯苓二钱。主治因思虑生痰，因痰生热，神志不宁。编者注），减厚朴之半，加山萸肉（去净核）五钱，数剂诸病皆愈。惟觉短气，知系胸中大气下陷（理详第四卷升陷汤下），投以拙拟升陷汤（生箭芪六钱、知母三钱、柴胡一钱五分、桔梗一钱五分、升麻一钱。主治胸中大气下陷，气短不足以息；或努力呼吸，有似乎喘；或气息将停，危在顷刻。编者注），去升麻、柴胡，加桂枝尖二钱，两剂而愈。盖此证，从前原有逆气上干，升麻、柴胡能升大气，恐兼升逆气，桂枝则升大气，兼降逆气，故以之代升、柴也。(《医学衷中参西录·治痰饮方·龙蚝理痰汤》)

神 昏

○又治邻村生员刘树帜，年三十许，因有恼怒，忽然昏倒不省人事，牙关紧闭，唇齿之间有痰涎随呼气外吐，六脉闭塞若无。急用作嚏之药吹鼻中，须臾得嚏，其牙关遂开。继用香油两余炖温，调麝香末一分，灌下，半句钟时稍醒悟能作呻吟，其脉亦出，至数五至余，而两尺弱甚,不堪重按。知其肾阴亏损,故肝胆之火易上冲也。遂用赭石、熟地、生山药各一两,龙骨、牡蛎、净萸肉各六钱,煎服后豁然顿愈。继投以理肝补肾之药数剂,以善其后。

按:此等证,当痰火气血上壅之时,若人参、地黄、山药诸药,似不宜用,而确审其系上盛下虚,若《扁鹊传》所云云者,重用赭石以辅之,则其补益之力直趋下焦,而上盛下虚之危机旋转甚速,莫不随手奏效也。(《医学衷中参西录·赭石解》)

○邑六间房村王某,年二十余,资禀羸弱,又耽烟色,于秋初病疟,两旬始愈。一日大便滑泻数次,头面汗出如洗,精神颓废,昏昏似睡,其脉上盛下虚,两寸摇摇,两尺无根,数至七至,延医二人,皆不疏方。愚后至,为拟方:净萸肉、大熟地各一两,生山药、生龙骨、生牡蛎各六钱,茯苓、生杭芍各三钱,乌附子一钱(此方名既济汤),服一剂而醒,又服两剂遂复初。(《医学衷中参西录·治阴虚劳热方·既济汤》中也录有本案。编者注)(《医学衷中参西录·山萸肉解》)

○黄象三,天津北仓中学肄业生,年二十岁,得神经错乱病。

[病因]在校中本属翘楚,而考时不列前茅,因此心中忿郁,久之遂致神经错乱。

[证候]心中满闷发热,不思饮食,有时下焦有气上冲,并觉胃脘之气亦随之上冲,遂致精神昏瞀,言语支离,移时觉气消稍顺,或吐痰数口,精神遂复旧。其左脉弦而硬,右脉弦而长,两尺皆重按不实,一息五至。

[诊断]此乃肝火屡动,牵引冲气、胃气相并上冲,更挟痰涎上冲以滞塞于喉间并冲激其脑部,是以其神经错乱而精神言语皆失其常也。其左脉弦硬者,肝血虚而火炽盛也。右脉弦长者,冲气挟胃气上冲之现象也。方书论脉有直上直下冲脉昭昭之语,所谓直上直下者,即脉弦且长之形状也。其两尺不实者,下焦之气化不固也,因下焦有虚脱之象,

是以冲气易挟胃气上冲也。此当治以降胃、敛冲、镇肝之剂，更兼用凉润滋阴之品，以养肝血，清肝热，庶能治愈。

[处方] 生赭石（轧细）一两、灵磁石（轧细）五钱、生怀山药八钱、生龙骨（捣碎）八钱、生杭芍六钱、玄参五钱、柏子仁五钱、云苓片三钱、清半夏三钱、石菖蒲三钱、生远志二钱、镜面砂（研细）三分。

药共十二味，将前十一味煎汤一大盅，送服朱砂细末。

复诊 将药连服四剂，满闷发热皆大见愈，能进饮食，有时气复上冲而不复上干神经至于错乱，左右之脉皆较前平和，而尺部仍然欠实，拟兼用培补下元之品以除病根。

[处方] 生赭石（轧细）一两、熟怀地黄八钱、生怀山药八钱、大甘枸杞六钱、净萸肉五钱、生杭芍四钱、玄参四钱、云苓片二钱。

共煎汤一大盅，温服。

[效果] 将药连服六剂，诸病皆愈，脉亦复常。

[或问] 地黄之性黏腻生痰，胃脘胀满，有痰者多不敢用，今重用之何以能诸病皆愈？答曰：用药如用兵，此医界之恒言也，如宋八字军最弱，刘锜将之即为劲卒，遂能大败金人奏顺昌之捷，以斯知兵无强弱，在用之者何如耳。至用药亦何独不然，忆曾治一李姓媪，胃口满闷有痰，其脉上盛下虚，投以肾气丸作汤服，为加生赭石八钱，服后觉药有推荡之力，须臾胸次豁然，肾气丸非重用地黄者乎？然如此用药非前无师承而能有然也。《金匮》云：短气有微饮当从小便去之，苓桂术甘汤主之，肾气丸亦主之。夫饮即痰也，气短亦近于满闷，而仲师竟谓可治以肾气丸，愚为于《金匮》曾熟读深思，故临证偶有会心耳。（《医学衷中参西录·痫痓癫狂门·神经错乱》）

痫　　证

〇 友人韩厘廷曾治一人，当恼怒之后，身躯忽然后挺，气息即断，一日数次。厘廷诊其脉，左关虚浮。遂投以萸肉（去净核）、龙骨、牡蛎（皆不用煅）、白芍诸药，用三家磨刀水煎之，一日连服二剂，病若失（本案为他人所治，编者注）。(《医学衷中参西录·治痫风方·一味铁养汤》)

抽 搐

○ 山萸肉之性，又善息内风。

族家嫂，产后十余日，周身汗出不止，且四肢发搐，此因汗出过多而内风动也。急用净萸肉、生山药各二两，俾煎汤服之，两剂愈。(《医学衷中参西录·山萸肉解》)

呕吐泄泻

○ 天津南关下头王媪，得病月余，困顿已极，求治于弟。诊其脉，六部皆弦硬有力，更粗大异常，询其病，则胸膈满闷，食已即吐，月余以来，未得一饭不吐，且每日大便两三次，所便少许有如鸡矢，自云心中之难受，莫可言喻，不如即早与世长辞，脱此苦恼。细思胸膈满闷，颇似实证者，然而脉象弦硬粗大，无一点柔和之象，遂忆《衷中参西录》镇摄汤下注云，治胸膈满闷，其脉大而弦，按之有力，此脾胃真气外泄，冲脉逆气上干之证，慎勿以实证治之云云，即抄镇摄汤（野台参五钱、生赭石五钱、生芡实五钱、生山药五钱、萸肉五钱、清半夏二钱、茯苓二钱。主治胸膈满闷，其脉大而弦，按之似有力，非真有力。编者注）原方予之。服一剂，吐即见减，大便次数亦见减，脉遂有柔和之象。四五剂，即诸病痊愈。以后遇此等脉象，即按此汤加减治之，无不效如桴鼓。然非我兄精研脉理，谆谆为医界说法，弟何由能辨此脉也。(《医学衷中参西录·李曰纶来函》)

腹 痛

○ 李连荣，天津泥沽人，年二十五岁，业商，于仲春得腹结作疼证。

[**病因**] 偶因恼怒触动肝气,遂即饮食停肠中,结而不下作疼。

[**证候**] 食结肠中,时时切疼,二十余日大便不通。始犹少进饮食,继则食不能进,饮水一口亦吐出。延医服药,无论何药下咽亦皆吐出,其脉左右皆微弱,犹幸至数照常,按之犹有根柢,知犹可救。

[**疗法**] 治此等证,必止呕之药与开结之药并用,方能直达病所,又必须内外兼治,则久停之结庶可下行。

[**处方**] 用硝菔通结汤(净朴硝四两、鲜莱菔五斤。将莱菔切片,同朴硝和水煮之。初次煮,用莱菔片一斤,水五斤,煮至莱菔烂熟捞出。就其余汤,再入莱菔一斤。如此煮五次,约得浓汁一大碗,顿服之。若不能顿服者,先饮一半,停一点钟,再温饮一半,大便即通。主治大便燥结久不通,身体兼羸弱者。编者注),送服生赭石细末,汤分三次服下(每五十分钟服一次),共送服赭石末两半。外又用葱白四斤切丝,醋炒至极热,将热布包熨患处,凉则易之。又俾用净萸肉二两,煮汤一盅,结开下后饮之,以防虚脱。

[**效果**] 自晚八点钟服,至夜半时将药服完,炒葱外熨,至翌日早八点钟下燥粪二十枚,后继以溏便。知其下净,遂将萸肉汤饮下,安然痊愈。若虚甚者,结开欲大便时,宜先将萸肉汤服下。(《医学衷中参西录·肠胃病门·肠结腹疼》)

○门生万泽东,曾治一壮年男子,因屡经恼怒之余,腹中常常作疼。他医用通气、活血、消食、祛寒之药,皆不效。诊其脉左关微弱,知系怒久伤肝,肝虚不能疏泄也。遂用净萸肉二两,佐以当归、丹参、柏子仁各数钱,连服数剂,腹疼遂愈。后凡遇此等证,投以此方皆效(本案为他人所治,编者注)。(《医学衷中参西录·山萸肉解》)

○珍内子(指妻子,编者注)常患腹疼,疼剧时则呕吐,屡次服药不能除根。近遵书中既济汤方[大熟地一两、净萸肉一两、生山药六钱、生龙骨捣细六钱、生牡蛎(捣细)六钱、茯苓三钱、白芍三钱、附子一钱。主治大病后阴阳不相维系。编者注],加赭石、吴茱萸、生姜,服后却不疼不吐。后又减去赭石、吴茱萸连服三剂,至今数月未尝反复(本案为他人所治,编者注)。

计迄,今遵用书中之方将至一年,凡治愈喘证、噎证、心腹疼痛、历节风证约近百人。而来日方长,以后遵用先生之书,又不知能拯救几何人命也。(《医学衷中参西录·田聘卿来函》)

痢　疾

○ 曾治天津张姓媪,年近五旬,于孟秋患痢,两旬不愈。所下者赤痢杂以血水,后重腹疼,继则痢少泻多,亦兼泻血水,上焦烦热,噤口不食,闻食味即恶心欲呕,头目眩晕,不能起床,其脉关前浮弦,重诊不实,两尺则微弱无根,一息五至,病患自觉心中怔忡,精神恍惚,似难支持,此乃虚极将脱之兆也。遂急用净萸肉、生怀山药各一两,大熟地、龙眼肉、白龙骨各五钱,生杭芍、云苓片、炙甘草各二钱,俾煎汤两盅,分两次温服下。初服一次,心神即觉安稳。尽剂后,少进饮食,泻痢亦少止。又即原方加生地黄四钱,炙甘草改用三钱,煎汤两盅,分两次温服下,每服一次送服生硫黄细末二分半,日服一剂,数日痊愈。(《医学衷中参西录·论痢证治法》)

○ 胡益轩,天津南唐官屯人,年四十二岁,业商,于孟秋得泄泻兼灼热病。

[**病因**] 其兄因痢病故,铺中之事及为其兄殡葬之事,皆其一人经理,哀痛之余,又兼心力俱瘁,遂致大便泄泻,周身发热。

[**证候**] 一日夜泻十四五次,将泻时先腹疼,泻后疼益甚,移时始愈,每过午一点钟,即觉周身发热,然不甚剧,夜间三点钟后,又渐愈,其脉六部皆弱,两尺尤甚。

[**诊断**] 按:此证系下焦虚寒及胸中大气虚损也。盖下焦寒甚者,

能迫下焦之元阳上浮，胸中大气虚甚者，恒不能收摄，致卫气外浮，则元阳之上浮与卫气之外浮相并，即可使周身发热。其发在过午者，因过午则下焦之阴寒益盛，而胸中大气益虚也（胸中大气乃上焦之阳气，过午阴盛，是以大气益虚）。此本虚寒泄泻之证，原不难治，而医者因其过午身热，皆不敢投以温补，是以屡治不愈。拟治以大剂温补之药，并收敛其元阳归其本源，则泄泻止而灼热亦愈矣。

［处方］白术（炒）五钱、熟怀地黄一两、生怀山药一两、净萸肉五钱、干姜三钱、乌附子三钱、生杭芍三钱、云苓片二钱、炙甘草三钱。

共煎汤一大盅，温服。

复诊 服药一剂，身热即愈，服至三剂，泄泻已愈强半，脉象亦较前有力，遂即原方略为加减，俾再服之。

［处方］白术（炒）六钱、熟怀地黄一两、生怀山药一两、净萸肉五钱、龙眼肉五钱、干姜四钱、乌附子四钱、云苓片二钱、炙甘草三钱。

［**效果**］将药连服十余剂，病遂痊愈。

［**说明**］大队温补药中复用芍药者，取其与附子并用，能收敛元阳归根于阴，且能分利小便则泄泻易愈也。至后方去芍药者，因身已不热，元阳已归其宅，且泄泻已就愈，仍有茯苓以利其小便，无须再用芍药也。（《医学衷中参西录·大小便病门·泄泻兼发灼》）

头　痛

〇 谈丹崖，北平大陆银行经理，年五十二岁，得脑充血头疼证。

［**病因**］禀性强干精明，分行十余处多经其手设立，因此劳心过度，遂得脑充血头疼证。

［**证候**］脏腑之间恒觉有气上冲，头即作疼，甚或至于眩晕，其夜

间头疼益甚，恒至疼不能寐。医治二年无效，渐至言语謇涩，肢体渐觉不利，饮食停滞胃口不下行，心中时常发热，大便干燥。其脉左右皆弦硬，关前有力，两尺重按不实。

[诊断] 弦为肝脉，至弦硬有力无论见于何部，皆系有肝火过升之弊。因肝火过升，恒引动冲气、胃气相并上升，是以其脏腑之间恒觉有气上冲也。人之血随气行，气上升不已，血即随之上升不已，以致脑中血管充血过甚，是以作疼。其夜间疼益剧者，因其脉上盛下虚，阴分原不充足，是以夜则加剧，其偶作眩晕亦职此也。至其心常发热，肝火炽其心火亦炽也。其饮食不下行，大便多干燥者，又皆因其冲气挟胃气上升，胃即不能传送饮食以速达于大肠也。其言语肢体蹇涩不利者，因脑中血管充血过甚，有妨碍于司运动之神经也。此宜治以镇肝、降胃、安冲之剂，而以引血下行兼清热滋阴之药辅之。又须知肝为将军之官，中藏相火，强镇之恒起其反动力，又宜兼用疏肝之药，将顺其性之作引也。

[处方] 生赭石（轧细）一两、生怀地黄一两、怀牛膝六钱、大甘枸杞六钱、生龙骨（捣碎）六钱、生牡蛎（捣碎）六钱、净萸肉五钱、生杭芍五钱、茵陈二钱、甘草二钱。

共煎汤一大盅，温服。

复诊 将药连服四剂，头疼已愈强半，夜间可睡四五点钟，诸病亦皆见愈，脉象之弦硬已减，两尺重诊有根，拟即原方略为加减，俾再服之。

[处方] 生赭石（轧细）一两、生怀地黄一两、生怀山药八钱、怀牛膝六钱、生龙骨（捣碎）六钱、生牡蛎（捣碎）六钱、净萸肉五钱、生杭芍五钱、生鸡内金（黄色的捣）钱半、茵陈钱半、甘草二钱。

共煎汤一大盅，温服。

三诊 将药连服五剂，头已不疼，能彻夜安睡，诸病皆愈。惟经理行中事务，略觉操劳过度，头仍作疼，脉象犹微有弦硬之意，其心中仍间有觉热之时，拟再治以滋阴清热之剂。

[处方] 生怀山药一两、生怀地黄八钱、玄参四钱、北沙参四钱、生杭芍四钱、净萸肉四钱、生珍珠母（捣碎）四钱、生石决明（捣碎）四钱、生赭石（轧细）四钱、怀牛膝三钱、生鸡内金（黄色的捣）钱半、甘草二钱。

共煎汤一大盅，温饮下。

[效果] 将药连服六剂，至经理事务时，头亦不疼，脉象已和平如常。遂停服汤药，俾日用生山药细末，煮作茶汤，调以白糖令适口，送服生赭石细末钱许，当点心服之，以善其后。

[说明] 脑充血之病名，倡自西人，实即《内经》所谓诸厥证，亦即后世方书所谓内中风证，三期七卷镇肝息风汤后及五期三卷建瓴汤后皆论之甚详，可参观。至西人论脑充血证，原分三种，其轻者为脑充血，其血虽充实于血管之中，犹未出于血管之外，其人不过头疼，或兼眩晕，或口眼略有歪斜，或肢体稍有不利；其重者为脑溢血，其血因充实过甚，或自分支细血管中滋出少许，或隔血管之壁因排挤过甚渗出少许，其所出之血着于司知觉之神经，则有累知觉，着于司运动之神经，则有累运动，治之得宜，其知觉运动亦可徐复其旧；其又重者为脑出血，其血管充血至于极点，而忽然破裂也，其人必忽然昏倒，人事不知，其稍轻者，或血管破裂不剧，血甫出即止，其人犹可徐徐苏醒。若其人不能自醒，亦可急用引血下行之药使之苏醒。然苏醒之后，其知觉之迟钝，肢体之痿废，在所不免矣。此证治之得宜，亦可渐愈，若欲治至脱然无累，不过百中之一二耳。至于所用诸种治法，五期三卷中论之颇详可参观。（《医学衷中参西录·脑充血门·脑充血头疼》）

○ 天津一区，李氏妇，年过三旬，得脑充血头疼证。

[病因] 禀性褊急，家务劳心，常起暗火，因得斯证。

[证候] 其头疼或左或右，或左右皆疼，剧时至作呻吟。心中常常

发热，时或烦躁，间有眩晕之时，其大便燥结非服通下药不行。其脉左右皆弦硬而长，重诊甚实，经中西医诊治二年，毫无功效。

[**诊断**] 其左脉弦硬而长者，肝胆之火上升也；其右脉弦硬而长者，胃气不降而逆行，又兼冲气上冲也。究之，左右脉皆弦硬，实亦阴分有亏损也。因其脏腑之气化有升无降，则血随气升者过多，遂至充塞于脑部，排挤其脑中之血管而作疼，此《内经》所谓血之与气，并走于上之厥证也。亦即西人所谓脑充血之证也。其大便燥结不行者，因胃气不降，失其传送之职也。其心中发烦躁者，因肝胃之火上升也。其头部间或眩晕者，因脑部充血过甚，有碍于神经也。此宜清其脏腑之热，滋其脏腑之阴，更降其脏腑之气，以引脑部所充之血下行，方能治愈。

[**处方**] 生赭石（轧细）两半、怀牛膝一两、生怀山药六钱、生怀地黄六钱、天冬六钱、玄参五钱、生杭芍五钱、生龙齿（捣碎）五钱、生石决明（捣碎）五钱、茵陈钱半、甘草钱半。

共煎汤一大盅，温服。

[**方解**] 赭石为铁氧化合，其质重坠下行，能降胃平肝镇安冲气。其下行之力，又善通大便燥结而毫无开破之弊。方中重用两半者，因此证大便燥结过甚，非服药不能通下也。盖大便不通，是以胃气不下降，而肝火之上升，冲气之上冲，又多因胃气不降而增剧。是治此证者，当以通其大便为要务，迨服药至大便自然通顺时，则病愈过半矣。牛膝为治腿疾要药，以其能引气血下行也。而《名医别录》及《千金翼方》皆谓其除脑中痛，盖以其能引气血下行，即可轻减脑中之充血也。愚生平治此等证必此二药并用，而又皆重用之。用玄参、天冬、芍药者，取其既善退热兼能滋阴也。用龙齿、石决明者，以其皆为肝家之药，其性皆能敛戢肝火，镇肝息风，以缓其上升之势也。用山药、甘草者，以二药皆善和胃，能调和金石之药与胃相宜，犹白虎汤用甘草、粳米之义，而山药且善滋阴，甘草亦善缓肝也。用茵陈者，因肝为将军之官，其性刚果，且中寄相火，若但用药平之镇之，

恒至起反动之力，茵陈最能将顺肝木之性，且又善泻肝热，李氏《本草纲目》谓善治头痛，是不但将顺肝木之性使不至反动，且又为清凉脑部之要药也。诸药汇集为方，久服之自有殊效。

复诊 将药连服二十余剂（其中随时略有加减），头已不疼，惟夜失眠时则仍疼，心中发热、烦躁皆无，亦不复作眩晕，大便届时自行，无须再服通药，脉象较前和平而仍有弦硬之意，此宜注意滋其真阴以除病根。

[处方]生赭石（轧细）一两、怀牛膝八钱、生怀山药八钱、生怀地黄八钱、玄参六钱、大甘枸杞六钱、净萸肉五钱、生杭芍四钱、柏子仁四钱、生麦芽三钱、甘草二钱。

共煎汤一大盅，温服。方中用麦芽者，借以宣通诸药之滞腻也。且麦芽生用原善调和肝气，亦犹前方用茵陈之义也。

[效果]将药又连服二十余剂（亦随时略有加减），病遂痊愈，脉象亦和平如常矣。(《医学衷中参西录·脑充血门·脑充血头疼》)

〇 头疼之证，西人所谓脑气筋病也。然恒可重用赭石治愈。

近在奉天曾治安东何道尹犹女，年二十余岁，每日至巳头疼异常，左边尤甚，过午则愈。先经东人治之，投以麻醉脑筋之品不效。后求为诊视，其左脉浮弦有力者，系少阳之火挟心经之热，乘阳旺之时而上升以冲突脑部也。为疏方：赭石、龙骨、牡蛎、龟甲、萸肉、白芍各六钱，龙胆草二钱，药料皆用生者，煎服一剂，病愈强半，又服两剂痊愈。

隔数日，又治警察厅书记鞠一鸣夫人，头疼亦如前状，仍投以此方两剂痊愈。(《医学衷中参西录·赭石解》)

〇 族嫂年三十余岁，身体甚弱，于季春忽患头疼，右边疼尤剧，以致上下眼睑皆疼，口中时溢涎沫，唾吐满地。经血两月未见。舌苔黏腻。左脉弦硬而浮，右脉沉滑。知系气血两虚，内有蕴热，挟肝胆之火上冲头目，且有热痰堵塞中焦也。为疏方用尊著药性解赭石下所载治安东何道尹犹女之方加减，生赭石细末六钱，净山萸肉五钱，野台参、生杭芍、生龟甲、当归身各三钱。一剂左边疼顿减，而右边之疼如故。遂用前方加丹皮二钱，赭石改用八钱。服后不但头疼悉愈，且口内涎沫亦无。惟月经仍未见。又改用赭石至一两，加川芎二钱，服下，翌日月事亦通。夫赭石向在药物中为罕用之品，而此方用之以治头疼，以治痰涎堵塞，以治月事不见，皆能随手奏效，实赭石之力居多。然非吾师对于赭石尽力提倡，极口赞扬，燕杰何能用之而左宜右有哉（本案为他人所治，编者注）。(《医学衷中参西录·相臣哲嗣毅武来函》)

眩　晕

○崇台五家兄，患偏枯。延医十余人，调治两年余，终未见效。后又添眩晕，终日自觉不舒。后侄查照《衷中参西录》各方加减，用台参、黄芪、净萸肉各一两，龙骨、牡蛎各六钱，玄参五钱，秦芄、虎骨胶、鹿角胶（二胶溶化兑服）各三钱，共九味为方，日日常服。虽未大愈，而颇见轻减。至今一离此药，即觉不舒。去年八月，因数日未服药，忽然眩晕，心神忙乱，大汗淋漓，大有将脱之势。犹幸家中存有斯药两剂，赶紧随煎随服。头煎服完，心神大定，汗亦即止，一夜安睡，明日照常。盖家兄之证，阴阳俱虚，故一离此药，即危险如是也。然治病贵乎除根，拟得暇自到院中，面述详细，敬求夫子特赐良方，家兄之病当有痊愈之日也（本案为他人所治，编者注）。(《医学衷中参西录·卢月潭来函》)

○邻村李子勋，年五旬，偶相值，求为诊脉，言前月有病服药已愈，近觉身体清爽，未知脉象何如。诊之，其脉尺部无根，寸部摇摇有将脱之势，因其自谓病愈，若遽悚以危语，彼必不信，姑以脉象平和答之。遂秘谓其侄曰："令叔之脉甚危险，当服补敛之药，以防元气之暴脱。"其侄向彼述之，果不相信。后二日，忽遣人迎愚，言其骤然眩晕不起，求为诊治。既至见其周身颤动，头上汗出，言语错乱，自言心怔忡不能支持，其脉上盛下虚之象较前益甚，急投以净萸肉两半，生龙骨、生牡蛎、野台参、生赭石各五钱，一剂即愈。继将萸肉改用一两，加生山药八钱，连服数剂，脉亦复常。

　　按：此方赭石之分量，宜稍重于台参。(《医学衷中参西录·山萸肉解》)

　　○骆义波，住天津东门里谦益里，年四十九岁，业商，得脑充血兼痰厥证。

　　[**病因**] 平素常患头晕，间有疼时，久则精神渐似短少，言语渐形謇涩，一日外出会友，饮食过度，归家因事有拂意，怒动肝火，陡然昏厥。

　　[**证候**] 闭目昏昏，呼之不应，喉间痰涎堵塞，气息微通。诊其脉左右皆弦硬而长，重按有力，知其证不但痰厥实素有脑充血病也。

　　[**诊断**] 其平素头晕作疼，即脑充血之现证也。其司知觉之神经为脑充血所伤，是以精神短少。其司运动之神经为脑充血所伤，是以言语謇涩。又凡脑充血之人，其脏腑之气多上逆，胃气逆则饮食停积不能下行，肝气逆则痰火相并易于上干，此所以因饱食动怒而陡成痰厥也。此其危险即在目前，取药无及，当先以手术治之。

　　[**手术**] 治痰厥之手术，当以手指点其天突穴处，穴在结喉下宛宛中，即颈与胸交际之处也。点法用右手大指端着穴，指肚向外，指甲贴颈用力向下点之（不可向里），一点一起，且用指端向下向外挠动，令其堵塞之痰活动，兼可令其喉中发痒作嗽，兼用手指捏其结喉以助其发痒作嗽。如此近八分钟许，即咳嗽呕吐。约吐出痰涎饮食三碗许，豁然顿醒，自言心中发热，头目胀疼，此当继治其脑部充血以求痊愈。拟用

建瓴汤方（生怀山药一两、怀牛膝一两、生赭石八钱、生龙骨六钱、生牡蛎六钱、生怀地黄六钱、生杭芍四钱、柏子仁四钱。若大便不实者去赭石，加建莲子（去心）三钱。若畏凉者，以熟地易生地。编者注）治之，因病脉之所宜而略为加减。

[处方] 生赭石（轧细）一两、怀牛膝一两、生怀地黄一两、天花粉六钱、生杭芍六钱、生龙骨（捣碎）五钱、生牡蛎（捣碎）五钱、生麦芽三钱、茵陈钱半、甘草钱半。

磨取生铁锈浓水以之煎药，煎汤一盅，温服下。

复诊 将药服三剂，心中已不发热，头疼目胀皆愈，惟步履之时觉头重足轻，脚底如踏棉絮。其脉象较前和缓似有上盛下虚之象，爰即原方略为加减，再添滋补之品。

[处方] 生赭石（轧细）一两、怀牛膝一两、生怀地黄一两、大甘枸杞八钱、生杭芍六钱、净萸肉六钱、生龙骨（捣碎）五钱、生牡蛎（捣碎）五钱、柏子仁（炒捣）五钱、茵陈钱半、甘草钱半。

磨取生铁锈浓水以之煎药，煎汤一大盅，温服。

[效果] 将药连服五剂，病遂脱然痊愈。将赭石、牛膝、地黄皆改用八钱，俾多服数剂以善其后。（《医学衷中参西录·脑充血门·脑充血兼痰厥》）

〇 又治邻村韩姓媪，年六旬。于外感病愈后，忽然胸膈连心下突胀，腹脐塌陷，头晕项强，妄言妄见，状若疯狂，其脉两尺不见，关前摇摇无根，数至六至，此下焦虚惫，冲气不摄，挟肝胆浮热上干脑部乱其神明也。遂用赭石、龙骨、牡蛎、山药、地黄（皆用生者）各一两，野台参、净萸肉各八钱，煎服一剂而愈。又少为加减再服一剂以善其后。（《医学衷中参西录·赭石解》）

中 风

〇曾治一媪，年过七旬，陡然左半身痿废，其左脉弦硬而大，有外越欲散之势，投以此汤（生黄芪一两五钱、当归五钱、天花粉四钱、天冬四钱、甘松三钱、生乳香三钱、生没药三钱。主治偏枯。初服此汤时，宜加羌活二钱、全蜈蚣一条，以祛风通络，三四剂后去之。脉大而弦硬者，宜加山萸肉、生龙骨、生牡蛎各数钱，至脉见和软后去之。编者注）加萸肉一两，一剂而愈。

论述：夫年过七旬，瘫痪鲜而愈者，盖山萸肉禀木气最厚，木主疏通，《神农本草经》谓其逐寒湿痹，后世本草亦谓其能通利九窍。（《医学衷中参西录·治肢体痿废方·补偏汤》）

○ 曾治一叟，年近六旬，忽得痿废证。两手脉皆弦硬，心中骚扰不安，夜不能寐。每于方中（生黄芪一两五钱、当归五钱、天花粉四钱、天冬四钱、甘松三钱、生乳香三钱、生没药三钱。主治偏枯。初服此汤时，宜加羌活二钱、全蜈蚣一条，以祛风通络，三四剂后去之。脉大而弦硬者，宜加山萸肉、生龙骨、生牡蛎各数钱，至脉见和软后去之。编者注）重用龙骨、牡蛎，再加降胃之药，脉始柔和，诸病皆减，二十剂外，渐能步履。审是则龙骨、牡蛎之功用可限量哉。至山萸肉为补肝之主药，其酸温之性，又能引诸药入肝以息风。（《医学衷中参西录·治肢体痿废方·补偏汤》）

○ 一距均家二里之朱家村，有冯顺昌者，务农而家小康。其母章氏，年正八秩，体丰善饭。一日忽觉左手麻痹，渐至不能持碗。越朝方食面饼，倏然僵厥，坐向下堕，肢冷，额汗，气息仅属。人皆以为卒中也，聚商救治。自午至晡，逐见危殆，来请均为筹挽救简方，以老人素不服药，且口噤鼻塞，恐药汁亦难下咽耳。均意谓年老久厥，讵能回阳？姑嘱以红灵丹少许吹鼻中，倘嚏气能宣通，再议用药。乃药甫入而嚏作，似渐苏醒。然呼吸甚微，如一线游丝，恐风吹断。先按口鼻，温度甚低，音在喉中，犹言誓不服药。诊其脉，则沉微。察其瞳，亦涣散。遂确定为大气下陷。但值耄年，势难遽投重峻之剂，爰照升陷汤方（生黄芪六钱、知母三钱、柴胡一钱五分、桔梗一钱五分、升麻一钱；主治胸中大气下陷，气短不足以息。编者注）而小其剂，用生箭芪一钱五分，知母八分，净萸肉一钱，柴胡四分，升麻三分。煎服须臾，即渐有转机。续进两剂，逐次平复。继俾服潞党参，每日二钱，加五味子五粒，广陈皮少许，频饮代茶。今春见之，较未病前更倍康强矣（本案为他人所治，编者注）。（《医学衷中参西录·章叔和来函》）

○ 又尝治一媪，年过七旬，陡然左半身痿废。其左脉弦硬而大，有外越欲散之势（按西法左半痿废，当右脉有力，然间有脉有力与痿废皆在一边者）。投以镇肝息风汤［怀牛膝一两、生赭石（轧细）一两、生龙骨（捣碎）五钱、生牡蛎（捣碎）五钱、生龟甲（捣碎）五钱、生杭芍五钱、玄参五钱、天冬五钱、川楝子（捣碎）二钱、生麦芽二钱、茵陈二钱、甘草钱半。主治内中风证。编者注］，又加净萸肉一两，一剂而愈（本案为他人所治，编者注）。

夫年过七旬，痿废鲜有愈者。而山萸肉味酸性温，禀木气最厚。夫木主疏通，《神农本草经》谓其能逐寒湿痹，后世本草，谓其能通利九窍。在此方中，而其酸收之性，又能协同龙骨、牡蛎，以敛戢肝火肝气，使不上冲脑部，则神经无所扰害，自不失其司运动之功能，故痿废易愈也。且此证，又当日得之即治，其转移之机关，尤易为力也。（《医学衷中参西录·治内外中风方·镇肝息风汤》）

颤　证

○ 忆甲戌年，有王凤卜者，德州人，作商津门，病寒热，医者不知其为肝虚之寒热也，以为少阳伤寒，以柴胡、枳实等药投之。服后约半小时，忽全身颤抖不止，怔忡烦乱。急延余治，余持其脉，则手振颤不能循按。问："何以遽尔致此？"曰："因服药使然。"索方视之，曰："此必其肝阴素虚者也。更用柴胡、枳实劫肝散气，祸不旋踵矣。"因忆寿师之言，乃急取生杭萸肉一两，煎汤送服朱砂细末五分而安。用柴胡者，不可不注意也。受业张方舆谨注（本案为他人所治，编者注）。（《医学衷中参西录·柴胡解》）

淋　证

○奉天本溪湖煤铁公司科员王云锦，年四十余。溺道艰涩，滴沥不能成溜，每小便一次，必须多半点钟。自两胁下连腿作疼，剧时有如锥刺。其脉右部如常，左部甚微弱，知其肝气虚弱，不能条达，故作疼痛，且不能疏泄（《内经》谓肝主疏泄），故小便难也。为疏方用生黄芪八钱，净萸肉、知母各六钱，当归、丹参、乳香、没药、续断各三钱，煎服一剂，便难与腿胁疼皆见愈。又为加柴胡钱半，连服二十剂痊愈。至于萸肉酸敛之性，或有疑其用于此方不宜者，观后山萸肉解自明矣。（《医学衷中参西录·黄芪解》）

白　浊

○李克明，天津东门里宝林书庄理事，年二十六岁，得小便白浊证。

[病因] 其家在盐山，距天津二百余里，于季秋乘载货大车还家，中途遇雨，衣服尽湿，夜宿店中，又披衣至庭中小便，为寒风所袭，遂得白浊之证。

[证候] 尿道中恒发刺痒，每小便完时有类精髓流出数滴。今已三阅月，屡次服药无效，颇觉身体衰弱，精神短少，其脉左部弦硬，右部微浮重按无力。

[诊断] 《内经》谓肾主蛰藏，肝主疏泄，又谓风气通于肝，又谓肝行肾之气。此证因风寒内袭入肝，肝得风助，其疏泄之力愈大，故当小便时，肝为肾行气过于疏泄，遂致肾脏失其蛰藏之用，尿出而精亦随之出矣。其左脉弦硬者，肝脉挟风之象，其右脉浮而无力者，因病久而气血虚弱也。其尿道恒发刺痒者，尤显为风袭之明征也。此宜散其肝风，固其肾气，而更辅以培补气血之品。

［**处方**］生箭芪五钱、净萸肉五钱、生怀山药五钱、生龙骨（捣碎）五钱、生牡蛎（捣碎）五钱、生杭芍四钱、桂枝尖三钱、生怀地黄三钱、甘草钱半。

共煎汤一大盅，温服。

［**方解**］方中以黄芪为主者，因《神农本草经》原谓黄芪主大风，是以风之入脏者，黄芪能逐之外出，且其性善补气，气盛自无滑脱之病也。桂枝亦逐风要药，因其性善平肝，故尤善逐肝家之风，与黄芪相助为理则逐风之力愈大也。用萸肉、龙骨、牡蛎者，以其皆为收敛之品，又皆善收敛正气而不敛邪气，能助肾脏之蛰藏而无碍肝风之消散，拙著药物讲义中论之详矣。用山药者，以其能固摄下焦气化，与萸肉同为肾气丸中要品，自能保合肾气不使虚泻也。用芍药、地黄者，欲以调剂黄芪、桂枝之热，而芍药又善平肝，地黄又善补肾，古方肾气丸以干地黄为主药，即今之生地黄也。用甘草者，取其能缓肝之急，即能缓其过于疏泄之力也。

［**效果**］将药连服三剂，病即痊愈，因即原方去桂枝以熟地易生地，俾再服数剂以善其后。(《医学衷中参西录·大小便病门·小便白浊》)

小便不禁

○ 陈禹廷，天津东四里沽人，年三十五岁，在天津业商，于孟冬得大气下陷兼小便不禁证。

［**病因**］禀赋素弱，恒觉呼吸之气不能上达，屡次来社求诊，投以拙拟升陷汤（生黄芪六钱、知母三钱、柴胡一钱五分、桔梗一钱五分、升麻一钱；主治胸中大气下陷，气短不足以息。编者注）即愈。后以出外劳碌过度，又兼受凉，陡然反复甚剧，不但大气下陷，且又小便不禁。

［**证候**］自觉胸中之气息下坠，努力呼之犹难上达，其下坠之气行至少腹，小便即不能禁，且觉下焦凉甚，肢体无力，其脉左右皆沉濡，

而右部寸关之沉濡尤甚。

[**诊断**] 此胸中大气下陷之剧者也。按：胸中大气，一名宗气，《内经》谓其积于胸中，以贯心脉，而行呼吸。盖心肺均在膈上，原在大气包举之内，是以心血之循环，肺气之呼吸，皆大气主之。此证因大气虚陷，心血之循环无力，是以脉象沉濡而迟，肺气之呼吸将停，是以努力呼气外出而犹难上达。不但此也，大气虽在膈上，实能斡旋全身统摄三焦，今因下陷而失位无权，是以全身失其斡旋，肢体遂酸软无力，三焦失其统摄，小便遂泄泻不禁。其下焦凉甚者，外受之寒凉随大气下陷至下焦也。此证之危已至极点，当用重剂升举其下陷之大气，使复本位，更兼用温暖下焦之药，祛其寒凉庶能治愈。

[**处方**] 野台参五钱、乌附子四钱、生怀山药一两。

煎汤一盅温服，此为第一方。

[**又方**] 生箭芪一两、生怀山药一两、白术(炒)四钱、净萸肉四钱、萆薢二钱、升麻钱半、柴胡钱半。

共煎药一大盅，温服。此为第二方。先服第一方，后迟一点半钟即服第二方。

[**效果**] 将药如法各服两剂，下焦之凉与小便之不禁皆愈，惟呼吸犹觉气分不足，肢体虽不酸软，仍觉无力。遂但用第二方，将方中柴胡减去，加桂枝尖钱半，连服数剂，气息已顺。又将方中升麻、桂枝，皆改用一钱，服至五剂，身体健康如常，遂停药勿服。

[**或问**] 此二方前后相继服之，中间原为时无多，何妨将二方并为一方？答曰：凡欲温暖下焦之药，宜速其下行，不可用升药提之。若将二方并为一方，附子与升、柴并用，其上焦必生烦躁，而下焦之寒凉转不能去。惟先服第一方，附子得人参之助，其热力之敷布最速，是以为时虽无多，下焦之寒凉已化其强半；且参、附与山药并用，大能保合下焦之气化，小便之不禁者亦可因之收摄，此时下焦受参、附、山药之培养，已有一阳来复，徐徐上升之机。已陷之大气虽不能因之上升，实已

有上升之根基。遂继服第二方，黄芪与升、柴并用，升提之力甚大，借之以升提下陷之大气，如人欲登高山则或推之，或挽之，纵肢体软弱，亦不难登峰造极也。且此一点余钟，附子之热力已融化于下焦，虽遇升、柴之升提，必不至上升作烦躁，审斯则二方不可相并之理由，及二方前后继服之利益不昭然乎。

[或问] 萆薢之性，《别录》渭其治失溺，是能缩小便也；甄权谓其治肾间膀胱宿水，是能利小便也。今用于第二方中，欲借之以治小便不禁明矣，是则《别录》之说可从，甄权之说不可从欤？答曰：二书论萆薢之性相反，而愚从《别录》不从甄权者，原从实验中来也。曾治以小便不通证，其人因淋疼，医者投以萆薢分清饮两剂，小便遂滴沥不通。后至旬日，迎愚为诊视。既至已舁诸床奄奄一息，毫无知觉，脉细如丝，一息九至。愚谓病家曰：此证小便不通，今夜犹可无碍，若小便通下则危在目前矣。病家再三恳求，谓小便通下纵有危险，断不敢怨先生。愚不得已为开大滋真阴之方，而少以利小便之药佐之。将药灌下，须臾小便通下，其人遂脱，果如所料。由此深知，萆薢果能缩小便，断不能通小便也。然此药在药房中，恒以土茯苓伪充。土茯苓固利小便者也，若恐此药无真者，则方中不用此药亦可。再者，凡药方之名美而药劣者，医多受其误，萆薢分清饮是也。其方不但萆薢能缩小便，即益智之涩、乌药之温亦皆与小便不利。尝见有以治水肿，而水肿反加剧者；以之治淋病，而淋病益增疼者，如此等方宜严加屏斥，勿使再见于方书，亦扫除医学障碍之一端也。(《医学衷中参西录·气病门·大气下陷兼小便不禁》)

血　证

○ 继有表弟张印权出外新归，言患吐血证，初则旬日或浃辰吐血数口，浸至每日必吐，屡治无效。其脉近和平，微有芤象。亦治以此方，三剂痊愈。后将此方传于同邑医友赵景山、张康亭，皆以之治愈咳血、吐血之久不愈者。后又将其方煎汤送服三七细末二钱，则奏效尤捷。因名其方为补络补管汤（生龙骨一两、生牡蛎一两、山茱萸一两、三七二钱，主治咳血吐血，久不愈者。编者注），登于第三期吐衄门中。盖咳血者，多因肺中络破；吐血者，多因胃中血管破，其破裂之处，若久不愈，咳血、吐血之证亦必不愈。龙骨、牡蛎、萸肉皆善敛补其破裂之处，三七又善化瘀生新，使其破裂之处速愈，是以愈后不再反复也。若服药后血仍不止者，可加生赭石细末五六钱，同煎服。（《医学衷中参西录·山萸肉解》中也录有本案。编者注）（《医学衷中参西录·论吐血衄血之原因及治法》）

○堂侄女住姑，适邻村王氏，于乙酉仲春，得吐血证，时年三十岁。

［病因］侄婿筱楼孝廉，在外设教，因家务自理，劳心过度，且禀赋素弱，当此春阳发动之时，遂病吐血。

［证候］先则咳嗽痰中带血，继则大口吐血，其吐时觉心中有热上冲，一日夜吐两三次，剧时可吐半碗。两日之后，觉精神气力皆不能支持，遂急迎愚诊治。自言心中摇摇似将上脱，两颧发红，面上发热，其脉左部浮而动，右部浮而濡，两尺无根，数逾五至。

［诊断］此肝肾虚极，阴分阳分不相维系，而有危在顷刻之势。遂急为出方取药以防虚脱。

［处方］生怀山药一两、生怀地黄一两、熟怀地黄一两、净萸肉一两、生赭石（轧细）一两。

急火煎药取汤两盅，分两次温服下。

［效果］将药甫煎成未服，又吐血一次，吐后忽停息闭目，惝然罔觉。诊其脉跳动仍旧，知能苏醒，约四分钟呼吸始续，两次将药服下，其血从此不吐。俾即原方再服一剂，至第三剂即原方加潞党参三钱、天冬四钱，连服数剂，身形亦渐复原。继用生怀山药为细面，每用八钱

煮作茶汤，少调以白糖，送服生赭石细末五分，作点心用之以善其后。（《医学衷中参西录·血病门·咳血兼吐血证》）

○ 又天津北宁路材料科委员赵一清，年近三旬，病吐血，经医治愈，而饮食之间若稍食硬物，或所食过饱，病即反复。诊其六脉和平，重按似有不足，知其脾胃消化弱，其胃中出血之处，所生肌肉犹未复原，是以被食物撑挤，因伤其处而复出血也。斯当健其脾胃，补其伤处，吐血之病庶可除根。为疏方用生山药、赤石脂各八钱，煅龙骨、煅牡蛎、净萸肉各五钱，白术、生明没药各三钱，天花粉、甘草各二钱。按此方加减，服之旬余，病遂除根。

按：此方中重用石脂者，因治吐衄病凡其大便不实者，可用之以代赭石降胃。盖赭石能降胃而兼能通大便，赤石脂亦能降胃而转能固大便，且其性善保护肠胃之膜，而有生肌之效，使胃膜因出血而伤者可速愈也。此物原是陶土，宜兴茶壶即用此烧成，津沽药房恒将石脂研细，水和捏作小饼，煤火煅之，是将陶土变为陶瓦矣，尚可以入药乎？是以愚在天津，每用石脂，必开明生赤石脂，夫石脂亦分生熟，如此开方，实足贻笑于大雅也。（《医学衷中参西录·论吐血衄血之原因及治法》）

○ 张焕卿，年三十五岁，住天津特别第一区三义庄，业商，得吐血证，年余不愈。

[病因] 禀性褊急，劳心之余又兼有拂意之事，遂得斯证。

[证候] 初次所吐甚多，屡经医治，所吐较少，然终不能除根。每日或一次或两次，觉心中有热上冲，即吐血一两口。因病久身羸弱，卧床不起，亦偶有扶起少坐之时，偶或微喘，幸食欲犹佳，大便微溏，日行两三次，其脉左部弦长，重按无力，右部大而芤，一息五至。

[诊断] 凡吐血久不愈者，多系胃气不降，致胃壁破裂，出血之处不能长肉生肌也。再即此脉论之，其左脉之弦，右脉之大，原现有肝气浮动挟胃气上冲之象，是以其吐血时，觉有热上逆，至其脉之弦而无力

者，病久而气化虚也。大而兼芤者，失血过多也。至其呼吸有时或喘，大便日行数次，亦皆气化虚而不摄之故。治此证者，当投以清肝、降胃、培养气血、固摄气化之剂。

[处方] 赤石脂两半、生怀山药一两、净萸肉八钱、生龙骨（捣碎）六钱、生牡蛎（捣碎）六钱、生杭芍六钱、大生地黄四钱、甘草二钱、广三七二钱。

药共九味，将前八味煎汤送服三七末。

[方解] 降胃之药莫如赭石，此愚治吐衄恒用之药也。此方中独重用赤石脂者，因赭石为铁养化合，其重坠之力甚大，用之虽善降胃，而其力达于下焦，又善通大便，此证大便不实，赭石似不宜用；赤石脂之性，重用之亦能使胃气下降，至行至下焦，其黏滞之力又能固涩大便，且其性能生肌，更可使肠壁破裂出血之处早愈，诚为此证最宜之药也。所最可异者，天津药房中之赤石脂，竟有煅与不煅之殊。夫石药多煅用者，欲化质之硬者为软也。石脂原系粉末陶土，其质甚软，宜兴人以之烧作瓦器。天津药房其石脂之煅者，系以水和石脂作泥，在煤炉中煅成陶瓦。如此制药以入汤剂，虽不能治病，犹不至有害。然石脂入汤剂者少，入丸散者多。若将石脂煅成陶瓦竟作丸散用之，其伤胃败脾之病可胜言哉！是以愚在天津诊病出方，凡用石脂必于药名上加生字，所以别于煅也。然未免为大雅所笑矣。

[效果] 将药煎服两剂，血即不吐，喘息已平，大便亦不若从前之勤，脉象亦较前和平，惟心中仍有觉热之时。遂即原方将生地黄改用一两，又加熟地黄一两，连服三剂，诸病皆愈。(《医学衷中参西录·血病门·吐血证》)

○张耀华，年二十六岁，盐山人，寓居天津一区，业商，得肺病咳嗽吐血。

[病因] 经商劳心，又兼新婚，失于调摄，遂患痨嗽。继延推拿者

为推拿两日，咳嗽分毫未减，转添吐血之证。

[证候] 连声咳嗽不已，即继以吐血。或痰中带血，或纯血无痰，或有咳嗽兼喘。夜不能卧，心中发热，懒食，大便干燥，小便赤涩。脉搏五至强，其左部弦而无力，右部浮取似有力，而尺部重按豁然。

[处方] 生怀山药一两、大潞参三钱、生赭石（轧细）六钱、生怀地黄六钱、玄参六钱、天冬五钱、净萸肉五钱、生杭芍四钱、射干二钱、甘草二钱、广三七（轧细）二钱。

药共十一味，将前十味煎汤一大盅，送服三七末一半，至煎渣重服时，再送服其余一半。

复诊 此药服两剂后，血已不吐，又服两剂，咳嗽亦大见愈，大小便已顺利，脉已有根，不若从前之浮弦。遂即原方略为加减，俾再服之。

[处方] 生怀山药一两、大潞参三钱、生赭石（轧细）六钱、生怀地黄六钱、大甘枸杞六钱、甘草二钱、净萸肉五钱、沙参五钱、生杭芍二钱、射干二钱、广三七（轧细）钱半。

药共十一味，将前十味煎汤一大盅，送服三七末一半，至煎渣重服时，再送其余一半。

[效果] 将药连服五剂，诸病皆愈，脉已复常，而尺部重按仍欠实。遂于方中加熟怀地黄五钱，俾再服数剂以善其后。（《医学衷中参西录·虚劳喘嗽门·肺病咳嗽吐血》）

〇 山萸肉之性，又善治内部血管，或肺络破裂，以致咳血、吐血久不愈者。

曾治沧州路家庄马氏少妇，咳血三年，百药不效，即有愈时，旋复如故。后愚为诊视，其夜间多汗，遂用净萸肉、生龙骨、生牡蛎各一两，俾煎服，拟先止其汗，果一剂汗止，又服一剂咳血亦愈。

盖从前之咳血久不愈者，因其肺中之络，或胃中血管有破裂处，萸肉与龙骨、牡蛎同用，以涩之、敛之，故咳血亦随之愈也。(《医学衷中参西录·治吐衄方·补络补管汤》中也录有本案。编者注)(《医学衷中参西录·山萸肉解》)

○ 又治沧州城东路庄子马氏妇，咳血三年不愈，即延医治愈，旋又反复。后愚诊视，其夜间多汗，遂先用生龙骨、生牡蛎、净萸肉各一两，以止其汗。连服两剂，汗止而咳血亦愈。自此永不反复。(《医学衷中参西录·论吐血衄血之原因及治法》)

○ 杜澧苣，年四十五岁，阜城建桥镇人，湖北督署秘书，得大便下血证。

[病因] 向因办公劳心过度，每大便时下血，服药治愈。因有事还籍，值夏季暑热过甚，又复劳心过度，旧证复发，屡治不愈。遂来津入西医院治疗，西医为其血在便后，谓系内痔，服药血仍不止，因转而求治于愚。

[证候] 血随便下，且所下甚多，然不觉疼坠，心中发热懒食，其脉左部弦长，右部洪滑。

[诊断] 此因劳心生内热而牵动肝经所寄相火，致肝不藏血而兼与潴暑之热相并，所以血妄行也。宜治以清心凉肝兼消暑热之剂，而少以培补脾胃之药佐之。

[处方] 生怀地黄一两、白头翁五钱、龙眼肉五钱、生怀山药五钱、知母四钱、秦皮三钱、黄柏二钱、龙胆草二钱、甘草二钱。

共煎汤一大盅，温服。

复诊 上方煎服一剂，血已不见，服至两剂，少腹觉微凉。再诊其脉，弦长与洪滑之象皆减退，遂为开半清半补之方以善其后。

[处方] 生怀山药一两、熟怀地黄八钱、净萸肉五钱、龙眼肉五钱、白头翁五钱、秦皮三钱、生杭芍三钱、地骨皮三钱、甘草二钱。

共煎汤一大盅，温服。

［**效果**］将药煎服一剂后，食欲顿开，腹已不疼，俾即原方多服数剂，下血病当可除根。(《医学衷中参西录·血病门·大便下血》)

○袁镜如，住天津河东，年三十二岁，为天津统税局科员，得大便下血证。

［**病因**］先因劳心过度，心中时觉发热，继又因朋友宴会，饮酒过度遂得斯证。

［**证候**］自孟夏下血，历六月不止，每日六七次，腹中觉疼即须入厕，心中时或发热，懒于饮食。其脉浮而不实，有似芤脉，而不若芤脉之硬，两尺沉分尤虚，至数微数。

［**诊断**］此证临便时腹疼者，肠中有溃烂处也。心中时或发热者，阴虚之热上浮也。其脉近芤者，失血过多也。其两尺尤虚者，下血久而阴亏，更兼下焦气化不固摄也。此宜用化腐生肌之药治其肠中溃烂，滋阴固气之药固其下焦气化，则大便下血可愈矣。

［**处方**］生怀山药两半、熟地黄一两、龙眼肉一两、净萸肉六钱、樗白皮五钱、金银花四钱、赤石脂（研细）四钱、甘草二钱、鸦胆子仁（成实者）八十粒、生硫黄（细末）八分。

药共十味，将前八味煎汤，送服鸦胆子、硫黄各一半，至煎渣再服时，仍送服其余一半。

［**方解**］方中鸦胆子、硫黄并用者，因鸦胆子善治下血，而此证之脉两尺过弱，又恐单用之失于寒凉，故少加硫黄辅之，况其肠中脂膜，因下血日久易至腐败酿毒，二药之性皆善消除毒菌也。又其腹疼下血，已历半载不愈，有似东人志贺洁所谓阿米巴赤痢，硫黄实又为治阿米巴赤痢之要药也。

复诊 前药连服三剂，下血已愈，心中亦不发热，脉不若从前之浮，至数如常，而其大便犹一日溏泻四五次，此宜投以健胃固肠之剂。

［**处方**］炙箭芪三钱、炒白术三钱、生怀山药一两、龙眼肉一两、

生麦芽三钱、建神曲三钱、大云苓片二钱。

共煎汤一大盅，温服。

[效果] 将药连服五剂，大便已不溏泻，日下一次，遂停服汤药。俾用生怀山药细末煮作粥，调以白糖，当点心服之以善其后。(《医学衷中参西录·血病门·大便下血》)

○以清降汤［生山药一两、清半夏三钱、净萸肉五钱、生赭石六钱、牛蒡子（炒捣）二钱、生杭芍四钱、甘草钱半。主治吐衄不止致阴分亏损不能潜阳而作热，不能纳气而作喘。编者注］加三七，治愈吐血甚重者一人（本案为他人所治，编者注）。(《医学衷中参西录·高砚樵来函》)

消　渴

○曾治一室女得此证（指消渴，编者注），用八味丸（指金匮肾气丸，编者注）变作汤剂，按后世法，地黄用熟地、桂用肉桂，丸中用几两者改用几钱，惟茯苓、泽泻各用一钱，两剂而愈。(《医学衷中参西录·治消渴方·玉液汤》)

○后又治一少妇得此证（指消渴，编者注），投以原方（指金匮肾气丸，编者注）不效，改遵古法，地黄用干地黄（即今生地），桂用桂枝，分量一如前方，四剂而愈。此中有宜古宜今之不同者，因其证之凉热与其资禀之虚实不同耳。(《医学衷中参西录·治消渴方·玉液汤》)

○邑人某，年二十余，贸易津门，得消渴证。求津门医者，调治三阅月，更医十余人不效，归家就医于愚。诊其脉甚微细，旋饮水旋即小便，须臾数次。投以此汤，（生山药一两、生黄芪五钱、知母六钱、生鸡内金二钱、葛根钱半、五味子三钱、天花粉三钱。主治消渴。编者注）加野台参四钱，数剂渴见止，而小便仍数，又加萸肉（去净核）五钱，连服十剂而愈。

方书消证，分上消、中消、下消。谓上消口干舌燥，饮水不能解渴，系心移热于肺，或肺金本体自热不能生水，当用人参白虎汤；中消多食犹饥，系脾胃蕴有实热，当用调胃承气汤下之；下消谓饮一斗溲亦一斗，系相火虚衰，肾关不固，宜用八味肾气丸。

按：白虎加人参汤，乃《伤寒论》治外感之热，传入阳明胃腑，以致作渴之方。方书谓上消者宜用之，此借用也。愚曾试验多次，然必胃腑兼有实热者，用之方的。中消用调胃承气汤，此须细为斟酌，若其右部之脉滑而且实，用之犹可。若其人饮食甚勤，一时不食，即心中怔忡，且脉象微弱者，系胸中大气下陷，中气亦随之下陷，宜用升补气分之药，而佐以收涩之品与健补脾胃之品，拙拟升陷汤后有治验之案可参观。若误用承气下之，则危不旋踵。至下消用八味肾气丸，其方《金匮》治男子消渴，饮一斗溲亦一斗。而愚尝试验其方，不惟治男子甚效，即治女子亦甚效。(《医学衷中参西录·治消渴方·玉液汤》)

汗　证

○一妇人，年三十许，咳血三年，百药不效，即有愈时，旋复如故。后愚诊视，其夜间多汗，先用龙骨、牡蛎、萸肉各一两煎服，以止其汗。一剂汗止，再服一剂，咳血之病亦愈。自此永不反复。(《医学衷中参西录·治吐衄方·补络补管汤》)

○一人，年二十余，于孟冬得伤寒证，调治十余日，表里皆解。忽遍身发热，顿饭顷，汗出淋漓，热顿解，须臾又热又汗。若是两昼夜，势近垂危，仓猝迎愚诊治。及至，见汗出浑身如洗，目上窜不露黑睛，左脉微细模糊，按之即无，此肝胆虚极，而元气欲脱也。盖肝胆虚者，其病象为寒热往来，此证之忽热忽汗，亦即寒热往来之意。急用净萸肉二两煎服，热与汗均愈其半，遂为拟此方（来复汤：萸肉二两、生龙骨一两、生牡蛎一两、生杭芍六钱、野台参四钱、甘草二钱。主治寒温外感诸证，大病瘥后不能自复，寒热往来，虚汗淋漓；或但热不寒，汗出而热解，须臾又热又汗，目睛上窜，势危欲脱；或喘逆，或怔忡，或气虚不足以息，诸证若见一端，即宜急服。编者注），服两剂而病若失。（《医学衷中参西录·山萸肉解》中也录有本案。编者注）（《医学衷中参西录·治阴虚劳热方·来复汤》）

○一人，年四十七。咳嗽短气，大汗如洗，昼夜不止，心中怔忡，病势危急。遣人询方，俾先用山萸肉（去净核）二两煎服，以止其汗。翌日迎愚诊视，其脉微弱欲无，呼吸略似迫促。自言大汗虽止，而仍有出汗之时，怔忡见轻，仍觉短气。知其确系大气下陷，遂投以升陷汤（生箭芪六钱、知母三钱、柴胡一钱五分、桔梗一钱五分、升麻一钱。主治胸中大气下陷，气短不足以息，或努力呼吸，有似乎喘；或气息将停，危在顷刻。编者注），为其有汗，加龙骨、牡蛎（皆不用煅）各五钱，三剂而愈。（《医学衷中参西录·治大气下陷方·升陷汤》）

○邑进士张日睿之公子，年十八九，因伤寒服表药太过，汗出不止，心中怔忡，脉洪数不实，大便数日未行。为疏方，用净萸肉、生山药、生石膏各一两，知母、生龙骨、生牡蛎各六钱，甘草二钱，煎服两剂痊愈。（《医学衷中参西录·来复汤》中也录有本案。编者注）（《医学衷中参西录·山萸肉解》）

○又其族弟某，年四十八，大汗淋漓，数日不止，衾褥皆湿，势近垂危，询方于愚。俾用净萸肉二两，煎汤饮之，其汗遂止。翌晨，迎愚诊视，其脉沉迟细弱，而右部之沉细尤甚，虽无大汗，遍体犹湿。疑其胸中大气下陷，询之，果觉胸中气不上升，有类巨石相压，乃恍悟前次之大汗淋漓，实系大气陷后，卫气无所统摄而外泄也，遂用生黄芪一两，萸肉、知母各三钱，一剂胸次豁然，汗亦尽止，又服数剂以善其后。

按：此证若非胸中大气虚陷，致外卫之气无所统摄而出汗者，投以生黄芪一两，其汗出必愈甚，即重用炙黄芪汗出亦必愈甚也。然此中理蕴甚深，三期四卷升陷汤后，发明大气之作用，大气下陷之病状，及黄芪所以能止汗之理，约数千言，兹不胜录也。（《医学衷中参西录·山萸肉解》）

<h2 style="text-align:center">虚　损</h2>

〇 弟长男媳，年二十四岁，于本年（丙寅）正月间患寒热往来，自因素畏服药故隐忍不肯言，迨兵革稍静，弟赴沧时尚未知也。至四月初，家人来迓弟，言儿媳病剧。回家视之，虽未卧床不起，而瘦弱实难堪矣。诊其脉，弦而浮数。细询病情，言每逢午后先寒后热，时而微咳无痰，日夜作泻十余次，黎明则头汗出，胸间绵绵作疼，食一下咽即胀满难堪，而诸虚百损之状，显然尽露。筹思良久，为立逍遥散方。服两剂无效，因复至沧取药，适逢张相臣先生自津来沧，遂将儿媳之病细述本末。因相臣先生为当世之名医，故虚心以相质也。相臣先生曰："以弟之意，将用何方以治之？"答曰："余拟将《衷中参西录》资生汤（生山药一两、玄参五钱、於术三钱、生鸡内金二钱、牛蒡子三钱。主治痨瘵羸弱已甚，饮食减少，喘促咳嗽，身热脉虚数者；亦治女子血枯不月。编者注）、十全育真汤（野台参四钱、生黄芪四钱、生山药四钱、知母四钱、玄参四钱、生龙骨四钱、生牡蛎四钱、丹参二钱、三棱钱半、莪术钱半。主治虚劳，脉弦数细微，肌肤甲错，形体羸瘦，饮食不壮筋力，或自汗，或咳逆，或喘促，或寒热不时，或多梦纷纭，精气不固。编者注）二方，汇通用之，可乎？"相臣先生曰："得之矣。此良方也，服之必效。"弟遂师二方之义，用生怀山药八钱，生白术、净萸肉、生鸡内金、生龙骨、生牡蛎、鲜石斛各三钱，丹参四钱。连服四剂，诸证皆大轻减。又于原方加三棱、莪术（十全育真汤中用此二药者，因虚劳之证多血痹也）各一钱，粉丹皮、地骨皮各二钱。又连服八剂，诸病悉退，饮食增加，今已完全成功矣。此病治愈之后，恒喜不成寝，玩索筹思，始悟《衷中参西录》有曰："至哉坤元，万物

资生。"此言天地间之万物，莫不藉土德而生长，而人之脏腑气血亦莫不藉脾土而生长也。由此知我兄不徒精医学，而尤深《易》理。阐明人之未发，启后人之蒙昧，《衷中参西录》一书诚于医界大有裨益。医界同人果皆于此书精心研究，医学何患不振兴哉（本案为他人所治，编者注）。（《医学衷中参西录·李品三来函》）

○ 后治一妇人，年近五旬。身热痨嗽，脉数几至八至。先用六味地黄丸加减作汤服不效，继用左归饮加减亦不效。愚忽有会悟，改用生黄芪六钱、知母八钱为方，数剂见轻，又加丹参、当归各三钱，连服十剂痊愈。

以后凡遇阴虚有热之证，其稍有根柢可挽回者，于方中重用黄芪、知母，莫不随手奏效。始知叔和脉法谓数至七八至为不治之脉者，非确论也。盖人禀天地之气以生，人身之气化即天地之气化，天地将雨之时，必阳气温暖上升，而后阴云会合大雨随之。黄芪温升补气，乃将雨时上升之阳气也；知母寒润滋阴，乃将雨时四合之阴云也。二药并用，大具阳升阴应云行雨施之妙。膏泽优渥烦热自退，此不治之治也。况痨瘵者多损肾，黄芪能大补肺气，以益肾水之源，使气旺自能生水，而知母又大能滋肺中津液，俾阴阳不至偏胜，即肺脏调和，而生水之功益普也（黄芪、知母虽可并用以退虚热，然遇阴虚热甚者，又必须加生地黄八钱或至一两，方能服之有效）。（《医学衷中参西录·治阴虚劳热方·十全育真汤》）

○ 如璧又治一妇人，年三十许。胸中短气，常常出汗，剧时觉气不上达，即昏不知人，移时始苏，睡时恒自惊瘛。诊其脉，微弱异常，知其胸中大气下陷甚剧。遂投以升陷汤（生箭芪六钱、知母三钱、柴胡一钱五分、桔梗一钱五分、升麻一钱。主治胸中大气下陷，气短不足以息；或努力呼吸，有似乎喘；或气息将停，危在顷刻。编者注），知母改用五钱，又加人参、萸肉（去净核）各三钱，连服数剂痊愈（本案为他人所治，编者注）。（《医

学衷中参西录·治大气下陷方·升陷汤》）

○ 天津二区宁氏妇，年近四旬，素病虚劳，偶因劳碌过甚益增剧。

[病因] 处境不顺，家务劳心，饮食减少，浸成虚劳，已病倒卧懒起床矣。又因有讼事，强令公堂对质，劳苦半日，归家病大加剧。

[证候] 卧床闭目，昏昏似睡，呼之眼微开不发言语，有若能言而甚懒于言者。其面色似有浮热，体温三十八度八分，问其心中发热乎？觉怔忡乎？皆颔之。其左脉浮而弦硬，右脉浮而芤，皆不任重按，一息六至。两日之间，惟少饮米汤，大便数日未行，小便亦甚短少。

[诊断] 即其脉之左弦右芤，且又浮数无根，知系气血亏极有阴阳不相维系之象。是以阳气上浮而面热，阳气外越而身热，此乃虚劳中极危险之证也。所幸气息似稍促而不至于喘，虽有咳嗽亦不甚剧，知尤可治。斯当培养其气血，更以收敛气血之药佐之，俾其阴阳互相维系，即可安然无虞矣。

[处方] 野台参四钱、生怀山药八钱、净萸肉八钱、生龙骨（捣碎）八钱、大甘枸杞六钱、甘草二钱、生怀地黄六钱、玄参五钱、沙参五钱、生赭石（轧细）五钱、生杭芍四钱。

共煎汤一大盅，分两次温饮下。

复诊 将药连服三剂，已能言语，可进饮食，浮越之热已敛，温度下降至三十七度六分，心中已不发热，有时微觉怔忡，大便通下一次，小便亦利，遂即原方略为加减，俾再服之。

[处方] 野台参四钱、生怀山药一两、大甘枸杞八钱、净萸肉六钱、生怀地黄五钱、甘草二钱、玄参五钱、沙参五钱、生赭石（轧细）四钱、生杭芍三钱、生鸡内金（黄色的捣）钱半。

共煎汤一大盅，温服。

[方解] 方中加鸡内金者，因虚劳之证，脉络多瘀，《金匮》所谓血痹虚劳也。用鸡内金以化其血痹，虚劳可以除根，且与台参并用，又能

运化参之补力不使作胀满也。

[效果] 将药连服四剂，新得之病痊愈，其素日虚劳未能尽愈。俾停服汤药，日用生怀山药细末煮粥，少加白糖当点心服之。每服时送服生鸡内金细末少许，以善其后。(《医学衷中参西录·虚劳喘嗽门·虚劳兼劳碌过度》)

○ 一媪，年六十二，资禀素羸弱。偶当外感之余，忽然妄言妄见，惊惧异常，手足扰动，饥渴不敢饮食，少腹塌陷，胸膈突起。脉大于平时一倍，重按无力。知系肝肾大虚，冲气上逆，痰火上并，心神扰乱也。投以此汤 (龙蚝理痰汤：清半夏四钱、生龙骨六钱、生牡蛎六钱、生赭石三钱、朴硝二钱、黑芝麻三钱、柏子仁三钱、生杭芍三钱、陈皮二钱、茯苓二钱。主治因思虑生痰，因痰生热，神志不宁。编者注)，去朴硝，倍赭石，加生山药、山萸肉（去净核）、生地黄各六钱，又磨取铁锈水煎药（理详第七卷一味铁养汤下），一剂即愈。又服一剂，以善其后。(《医学衷中参西录·治痰饮方·龙蚝理痰汤》)

○ 一人，年二十余。因力田劳苦过度，致胸中大气下陷。四肢懒动，饮食减少，自言胸中满闷。其实非满闷，乃短气也。粗人不善述病情，往往如此。医者不能自审病因，投以开胸理气之剂，服之增重。又改用半补半破之剂，两剂后，病又见重。又延他医，投以桔梗、当归、木香各数钱，病大见愈，盖全赖桔梗，升提气分之力也。医者不知病愈之由，再服时，竟将桔梗易为苏梗，升降异性，病骤反复。自此不敢服药，迟延二十余日，病势垂危，喘不能卧，昼夜倚壁而坐，假寐片时，气息即停，心下突然胀起，急呼醒之，连连喘息数口，始觉气息稍续，倦极偶卧片时，觉腹中重千斤，不能转侧，且不敢仰卧。延愚诊视，其脉乍有乍无，寸关尺三部，或一部独见，或两部同见，又皆一再动而止，此病之危，已至极点。因确知其为大气下陷，遂放胆投以生箭芪一两，柴胡、升麻、萸肉（去净核）各二钱。煎服片时，腹中大响一阵，有似昏愦苏息，须臾恍然醒悟，自此呼吸复常，可以安卧，转侧轻松。其六脉皆见，仍有雀啄之象。自言百病皆除，惟觉胸中烦热。遂将方中升麻、柴胡，皆改用钱半，又加知母、玄参各六钱，服后脉遂复常。惟左关参伍不调，知其气分之根柢犹未实也。遂改用野台参一两，玄参、天冬、麦冬（带心）各三钱，两剂痊愈。

或问：喘者皆系气上逆，而不能下达。此证系胸中大气下陷，何以亦作喘乎？答曰：人之胸中大气，实司肺脏之呼吸，此证因大气下陷过甚，呼吸之机关将停，遂勉强鼓舞肺脏，努力呼吸以自救，其迫促之形有似乎喘，而实与气逆之喘有天渊之分。观此证假寐之时，肺脏不能努力呼吸，气息即无，其病情可想也。设以治气逆作喘者治此证，以治此证之喘者治气逆作喘，皆凶危立见。临证者当细审之。

按：大气下陷之甚者，其努力呼吸，迫促异常之状，与喘之剧者，几无以辨。然喘证无论内伤外感，其剧者必然肩息（《内经》谓喘而肩动者为肩息）；大气下陷者，虽至呼吸有声，必不肩息。盖肩息者，因喘者之吸气难；不肩息者，因大气下陷者之呼气难也。欲辨此证，可作呼气难与吸气难之状，以默自体验，临证自无差谬。又喘者之脉多数，或有浮滑之象，或尺弱寸强；大气下陷之脉，皆与此成反比例，尤其明征也。（《医学衷中参西录·治大气下陷方·升陷汤》）

○又十年春，族弟妇产后虚羸少食，迁延月余，渐至发灼、自汗、消瘦、乏气、干呕、头晕等证，此方书所谓蓐劳也。经医四人治不效，并添颧红作泻。适生自安东归，为之诊视，六脉虚数。检阅所服之方，有遵《医宗金鉴》三合饮者，有守用养荣汤者，要皆平淡无奇。然病势至此，诚难入手，幸脉虽虚数，未至无神，颧虽红，犹不抟聚（若抟聚则阴阳离矣，不抟聚是阴阳犹未离），似尚可治。此盖素即阴虚，又经产后亡血，气亦随之，阴不中守，阳不外固，故汗出气乏；其阴阳不相维系，阴愈亏而阳愈浮，故发烧咳嗽头晕。其颧红者，因其部位应肾，肾中真阳上浮，故发现于此，而红且热也。其消瘦作泻者，以二阳不纳，无以充肌肉，更不特肾阴虚，而脾阴胃液均虚，中权失司，下陷不固，所必然者。此是病之原委欤、再四思维，非《衷中参西录》资生汤（生山药一两、玄参五钱、於术三钱、生鸡内金二钱、牛蒡子三钱。主治痨瘵羸弱已甚，饮食减少，喘促咳嗽，身热脉虚数者；亦治女子血枯不月。编者注）不可。遂处方用生怀山药二两，於术三钱，玄参四钱，鸡内金、牛蒡子各二钱（此系资生汤原方稍加重），外加净萸肉、龙骨、牡蛎各五钱，止汗并以止泻。五剂后，汗与泻均止，饮食稍进，惟干咳与发热仅去十之二三。又照原方加粉甘草、天冬、生地等味，连服七剂。再照方减萸肉，加党参二钱，服四剂后，饮食大进，并能起坐矣。惟经尚未行。更按资生汤原方，加当归四钱。服数剂后，又复少有加减，一月经脉亦通（本案为他人所治，编者注）。（《医学衷中参西录·万泽东来函》）

大气下陷

〇李景文，年二十六岁，北平大学肄业生，得大气下陷兼消食证。

[**病因**] 其未病之前二年，常觉呼吸短气，初未注意。继因校中功课劳心短气益剧，且觉食量倍增，因成消食之证。

[**证候**] 呼吸之间，觉吸气稍易而呼气费力，夜睡一点钟许，即觉气不上达，须得披衣起坐，迟移时，气息稍顺，始能再睡。一日之间，进食四次犹饥，饥时若不急食，即觉怔忡。且心中常觉发热，大便干燥，小便短赤，其脉浮分无力，沉分稍实，至数略迟。

[**诊断**] 此乃胸中大气下陷，兼有伏气化热，因之成消食也。为其大气下陷，是以脉象浮分无力；为其有伏气化热，是以其沉分犹实。既有伏气化热矣，而脉象转稍迟者，因大气下陷之脉原多迟也。盖胃中有热者，恒多化食，而大气下陷其胃气因之下降甚速者，亦恒能多食。今

既病大气下陷，又兼伏气化热侵入胃中，是以日食四次犹饥也。此宜升补其胸中大气，再兼用寒凉之品，以清其伏气所化之热，则短气与消食原不难并愈也。

[**处方**] 生箭芪六钱、生石膏（捣细）一两、天花粉五钱、知母五钱、玄参四钱、升麻钱半、柴胡钱半、甘草钱半。

共煎汤一大盅，温服。

复诊 将药连服四剂，短气已愈强半，发热与消食亦大见愈，遂即原方略为加减，俾再服之。

[**处方**] 生箭芪六钱、天花粉六钱、知母六钱、玄参六钱、净萸肉三钱、升麻钱半、柴胡钱半、甘草钱半。

共煎汤一大盅，温服。

[**方解**] 方中去石膏者，以伏气所化之热所余无多也。既去石膏而又将花粉、知母诸凉药加重者，因花粉诸药原用以调剂黄芪之温补生热，而今则兼用之以清伏气所化之余热，是以又加重也。至于前方之外，又加萸肉者，欲以收敛大气之涣散，俾大气之已升者不至复陷，且又以萸肉得木气最厚，酸敛之中大具条畅之性，虽伏气之热犹未尽消，而亦不妨用之也。

[**效果**] 将药又连服四剂，病遂痊愈。俾停服汤药，再用生箭芪、天花粉等份轧为细末，每服三钱、日服两次，以善其后。

[**或问**] 脉之迟数，恒关于人身之热力，热力过盛则脉数，热力微弱则脉迟，此定理也。今此证虽有伏气化热，因大气下陷而脉仍迟，何以脉之迟数与大气若斯有关系乎？答曰：胸中大气亦名宗气，为其实用能斡旋全身，故曰大气，为其为后天生命之宗主，故又曰宗气。《内经》谓宗气积于胸中以贯心脉而行呼吸，深思《内经》之言，知肺叶之阖辟，固为大气所司，而心机之跳动，亦为大气所司也。今因大气下陷而失其所司，是以不惟肺受其病，心机之跳动亦受其病而脉遂迟也。（《医学衷中参西录·气病门·大气下陷兼消食》）

痿　证

○ 门人张甲升曾治一人，年三十余。于季冬负重贸易，日行百余里，歇息时，又屡坐寒地。后觉腿疼，不能行步，浸至卧床不能动转，周身筋骨似皆痿废，服诸药皆不效。甲升治以加味补血汤（生箭芪一两、当归五钱、龙眼肉五钱、丹参三钱、明乳香三钱、明没药三钱、甘松二钱、真鹿角胶三钱，另炖同服。主治身形软弱，肢体渐觉不遂，或头重目眩，或神昏健忘，或觉脑际紧缩作疼。甚或昏仆移时苏醒致成偏枯，或全身痿废，脉象迟弱，内中风证之偏虚寒者，此即西人所谓脑贫血病也。久服此汤当愈。编者注），将方中乳香、没药皆改用六钱，又加净萸肉一两。数剂后，腿即不疼。又服十余剂，遂痊愈（本案为他人所治，编者注）。

按：加味补血汤，原治内中风之气血两亏者，而略为变通，即治腿疼如此效验，可谓善用成方者矣。（《医学衷中参西录·治内外中风方·加味补血汤》）

腿　痛

○ 曾治一人，年三十许，当大怒之后，渐觉腿疼，日甚一日，两月后，卧床不能转侧。医者因其得之恼怒之余，皆用疏肝理气之药，病转加剧。后愚诊视，其左脉甚微弱，自言凡疼甚之处皆热。因恍悟《内经》谓"过怒则伤肝"，所谓伤肝者，乃伤肝经之气血，非必郁肝经之气血也，气血伤则虚弱随之，故其脉象如斯也。其所以腿疼且觉热者，因肝主疏泄，中藏相火（相火生于命门寄于肝胆），肝虚不能疏泄，相火即不能逍遥流行于周身，以致郁于经络之间，与气血凝滞，而作热作疼，所以热剧之处，疼亦剧也。为制此汤（曲直汤：净萸肉一两、知母六钱、生乳香三钱、生没药三钱、当归三钱、丹参三钱。主治肝虚腿疼，左部脉微弱者。编者注），以萸肉补肝，以知母泻热，更以当归、乳香诸流通血气之药佐之，连服十剂，热愈疼止，步履如常。（《医学衷中参西录·山萸肉解》）中也

录有本案。编者注)(《医学衷中参西录·治气血郁滞肢体疼痛方·曲直汤》)

　　○ 奉天本溪湖煤铁公司科员王云生，年四十余，两胁下连腿作疼，其疼剧之时，有如锥刺，且尿道艰涩滴沥，不能成溜，每小便一次，须多半点钟，其脉亦右部如常，左部微弱。亦投以曲直汤，加生黄芪八钱，续断三钱，一剂其疼减半，小便亦觉顺利。再诊之，左脉较前有力。又按原方略为加减，连服二十余剂，胁与腿之疼皆愈，小便亦通利如常。盖两胁为肝之部位，肝气壮旺上达，自不下郁而作疼。至其小便亦通利者，因肾为二便之关，肝气既旺，自能为肾行气也（古方书有肝行肾之气之语）。

　　按：山茱萸得木气最厚，酸性之中大具开通之力，以木性喜条达故也。《神农本草经》谓主寒湿痹，诸家本草多谓其能通利九窍，其性不但补肝，而兼能利通气血可知，若但视为收涩之品，则浅之乎视山茱萸矣。特是其核与肉之性相反，用者须加审慎，千万将核去净。有门人张甲升亦有重用山萸肉治愈腿疼之案，附载于加味补血汤（在第七卷）后，可参观。再合之拙拟既济汤（熟地一两、萸肉一两、生山药六钱、生龙骨六钱、生牡蛎六钱、茯苓三钱、生杭芍三钱、附子一钱。主治大病后阴阳不相维系。编者注）、来复汤（净萸肉二两、生龙骨二两、生牡蛎一两、生杭芍六钱、野台参四钱、炙甘草二钱。主治寒温外感诸证，大病瘥后不能自复。编者注）（皆在第一卷）后，所载重用萸肉治验之案，则山萸肉之功用，不几令人不可思议哉！

　　乳香、没药不但流通经络之气血，诸凡脏腑中有气血凝滞，二药皆能流通之。医者但知其善入经络，用之以消疮疡，或外敷疮疡，而不知用之以调脏腑之气血，斯岂知乳香、没药者哉。（《医学衷中参西录·治气血郁滞肢体疼痛方·曲直汤》）

　　○ 向曾治友人刘仲友左臂常常发热，其肝脉虚而且郁，投以补肝兼疏肝之剂而愈，以彼例此，知旋转上热下凉之机关，在调补其肝木而已。遂又为疏方用净萸肉一两，当归、白芍各五钱，乳香、没药、续断各四钱，连翘、甘草各三钱，每日煎服一剂。又俾于每日用阿司匹林一瓦分三次服下。数日痊愈。方中重用萸肉者，因萸肉得木气最全，酸敛之中大具条畅之性，是以善补肝又善疏肝。《本经》谓其逐寒湿痹，四肢之作疼，亦必有痹而不通之处也。况又有当归、白芍、乳香、没药以为之佐使，故能奏效甚捷也。(《医学衷中参西录·论四肢疼痛其病因凉热各异之治法》)

〇一媪，年近七旬。陡然腿疼，不能行动，夜间疼不能寐。其家人迎愚调治，谓脉象有力，当是火郁作疼。及诊其脉，大而且弦，问其心中亦无热意。愚曰：此脉非有火之象，其大也，乃脾胃过虚，真气外泄也。其弦也，乃肝胆失和，木盛侮土也。治以振中汤（炒白术六钱、当归身二钱、陈皮二钱、厚朴钱半、生明乳香钱半、生明没药钱半。主治腿疼、腰疼，饮食减少者。编者注），加人参、白芍、山萸肉（去净核）各数钱，补脾胃之虚，即以抑肝胆之盛，数剂而愈。(《医学衷中参西录·白术解》《医学衷中参西录·山萸肉解》中也录有本案。编者注)(《医学衷中参西录·治气血郁滞肢体疼痛方·振中汤》)

〇再则以曲直汤（净萸肉一两、知母六钱、生乳香三钱、生没药三钱、当归三钱、丹参三钱。主治肝虚腿疼，左部脉微弱者。编者注），治愈肝虚腿疼两月不能覆地者一人（本案为他人所治，编者注）。(《医学衷中参西录·高砚樵来函》)

危　证

〇然内子（指妻子，编者注）大病半年，凡经危急三次，分别以石膏、萸肉、山药大剂转危为安，以有今日，此洵为举家感德永世不忘者（本案为他人所治，编者注）。(《医学衷中参西录·高砚樵来函》)

霍乱脱证

○ 辽宁小南关，寇姓媪，年过六旬，得霍乱脱证。

[**病因**] 孟秋下旬染霍乱，经医数人调治两日，病势垂危。医者辞不治，其家人来院恳求往为诊治。

[**证候**] 其证从前吐泻交作，至此吐泻全无。奄奄一息，昏昏似睡，肢体甚凉，六脉全无。询之犹略能言语，惟觉心中发热难受。

[**诊断**] 此证虽身凉脉闭，而心中自觉发热，仍当以热论。其所以身凉脉闭者，因霍乱之毒菌窜入心脏，致心脏行血之机关将停，血脉不达于周身，所以内虽蕴热而仍身凉脉闭也。此当用药消其毒菌，清其内热，并以助心房之跳动，虽危险仍可挽回。

[**处方**] 镜面朱砂钱半、粉甘草（细面）一钱、冰片三分、薄荷冰二分。

共研细末，分作三次服，病急者四十分钟服一次，病缓者一点钟服一次，开水送下。

复诊 将药末分三次服完，心热与难受皆愈强半。而脉犹不出，身仍发凉，知其年过花甲，吐泻两日，未进饮食，其血衰惫已极，所以不能鼓脉外出以温暖于周身。

[**处方**] 野台参一两、生怀地黄一两、生怀山药一两、净萸肉八钱、甘草（蜜炙）三钱。

煎汤两大盅，分两次温服。

[**方解**] 方中之义，用台参以回阳，生怀地黄以滋阴，萸肉以敛肝之脱（此证吐泻之始，肝木助邪侮土、至吐泻之极，而肝气转先脱），炙甘草以和中气之漓。至于生山药其味甘性温，可助台参回阳，其汁浆稠润又可助地黄滋阴。且此证胃中毫无谷气，又可借之以培养脾胃，俾脾胃运化诸药有力也。

[**效果**] 将药两次服完，脉出周身亦热，惟自觉心中余火未清，知

其阴分犹亏不能潜阳也。又用玄参、沙参、生山药各六钱，煎汤服下，病遂痊愈。

[说明] 此证初次所服之药末；原名急救回生丹。载在三期七卷霍乱门。因民纪八稔孟秋，霍乱盛行，时在辽宁立达医院，拟得此方，登报广告，凡用此方者皆愈。时桓仁友人袁霖普，为河北故城县尹，用此方施药二百六十剂，即救愈二百六十人。复将此方遍寄河北、山东各县署，又呈明省长，登于《北洋公报》。次年河北南半省又有霍乱证，复为寄去卫生防疫宝丹（甘草十两、细辛一两半、白芷一两、薄荷冰四钱、冰片二钱、朱砂三两。主治霍乱吐泻转筋，下痢腹痛，及一切痧证。平素口含化服，能防一切痧疫传染。编者注），袁君按方施药六大料，救愈千人。又将其方传遍各处，呈明省长及警务处长，登之《北洋公报》，袁君可为好行其德者矣。大抵前方治霍乱阳证最宜，后方则无论阴阳证及阴阳参半之证用之皆效。（《医学衷中参西录·霍乱门·霍乱脱证》）

○邑北境故县，刘氏妇，年近四旬，得霍乱暴脱证。

[病因] 受妊五六个月，时当壬寅秋令，霍乱盛行，因受传染，吐泻一昼夜，病似稍愈，而胎忽滑下。自觉精神顿散，心摇摇似不能支持。时愚在其邻村训蒙，遂急延为诊视。

[证候] 迨愚至欲为诊视，则病势大革，殓服已备，着于身将舁诸床，病家辞以不必入视。愚曰：此系暴脱之证，一息尚存，即可挽回。遂入视之，气息若无，大声呼之亦不知应，脉象模糊如水上浮麻，莫辨至数。

[诊断] 此证若系陈病状况，至此定难挽回，惟因霍乱吐泻已极，又复流产，则气血暴脱，故仍可用药挽救。夫暴脱之证，其所脱者元气也。凡元气之上脱必由于肝（所以人之将脱者，肝风先动），当用酸敛之品直趋肝脏以收敛之。即所以堵塞元气上脱之路，再用补助气分之药辅之。虽病势垂危至极点，亦可挽回性命于呼吸之间。

[**处方**] 净杭萸肉二两、野党参一两、生怀山药一两。

共煎汤一大盅，温服。

方虽开就而药房相隔数里，取药迫不及待，幸其比邻刘翁玉是愚表兄，有愚所开药方，取药二剂未服，中有萸肉共六钱，遂急取来暴火煎汤灌之。

[**效果**] 将药徐徐灌下，须臾气息稍大，呼之能应，又急煎渣灌下，较前尤明了。问其心中何如，言甚难受，其音惟在喉间，细听可辨。须臾药已取到，急煎汤两茶杯，此时已自能服药。俾分三次温服下，精神顿复，可自动转。继用生山药细末八钱许，煮作茶汤，调以白糖，令其适口当点心服之。日两次，如此将养五六日以善其后。

[**说明**] 按：人之气海有二，一为先天之气海，一为后天之气海。《内经》论四海之名，以膻中（即膈上）为气海，所藏者大气，即宗气也；养生家及针灸家皆以脐下为气海，所藏者元气，即养生家所谓祖气也。此气海之形状，若倒提鸡冠花形，纯系脂膜结成而中空（剖解猪腹者，名之为鸡冠油），肝脏下垂之脂膜与之相连，是以元气之上行，原由肝而敷布，而元气之上脱，亦即由肝而疏泄也（《内经》谓肝主疏泄）。惟重用萸肉以酸敛防其疏泄，借以堵塞元气上脱之路，而元气即可不脱矣。所最足明征者，若初次即服所开之方以治愈此证，鲜不谓人参之功居多，乃因取药不及，遂单服萸肉，且所服者只六钱即能建此奇功。由此知萸肉救脱之力，实远胜人参。盖人参以救无气之下脱，犹足恃，而以救元气之上脱，若单用之转有气高不返之弊（说见俞氏《寓意草》），以其性温而兼升也。至萸肉则无论上脱下脱，用之皆效。盖元气之上脱由于肝，其下脱亦由于肝，诚以肝能为肾行气（《内经》谓肝行肾之气），即能泻元气自下出也。为其下脱亦由于肝，故亦可重用萸肉治之也。

[**或问**] 同为元气之脱何以辨其上脱下脱？答曰：上脱与下脱，其外现之证可据以辨别者甚多。今但即脉以论，如此证脉若水上浮麻，此上脱之征也。若系下脱其脉即沉细欲无矣。且元气上脱下脱之外，又

有所谓外脱者。周身汗出不止者是也。萸肉最善敛汗，是以萸肉亦能治之。(《医学衷中参西录·山萸肉解》《医学衷中参西录·治阴虚劳热方·来复方》中也录有本案。编者注)(《医学衷中参西录·霍乱门·霍乱暴脱证》)

奔　豚

○ 一媪，年过六旬，胸腹满闷，时觉有气自下上冲，饮食不能下行。其子为书贾，且知医。曾因卖书至愚书校，述其母病证，且言脉象大而弦硬。为拟此汤（镇摄汤：野台参五钱、生赭石五钱、生芡实五钱、生山药五钱、萸肉五钱、清半夏二钱、茯苓二钱。主治胸膈满闷，其脉大而弦，按之似有力，非真有力，此脾胃真气外泄，冲脉逆气上干之证，慎勿作实证治之。编者注），服一剂满闷即减，又服数剂痊愈。(《医学衷中参西录·治阴虚劳热方·镇摄汤》)

○ 一人，年近五旬，心中常常满闷，呕吐痰水。时觉有气起自下焦，上冲胃口。其脉弦硬而长，右部尤甚，此冲气上冲，并迫胃气上逆也。问其大便，言甚干燥。遂将方中（镇摄汤。编者注）赭石改作一两，又加知母、生牡蛎各五钱，厚朴、苏子各钱半，连服六剂痊愈。(《医学衷中参西录·治阴虚劳热方·镇摄汤》)

○ 张继武，住天津河东吉家胡同，年四十五岁，业商，得冲气上冲兼奔豚证。

[病因] 初秋之时，患赤白痢证，医者两次用大黄下之，其痢愈而变为此证。

[证候] 每夜间当丑寅之交，有气起自下焦挟热上冲，行至中焦觉闷而且热，心中烦乱，迟十数分钟其气上出为呃，热即随之消矣。其脉大致近和平，惟两尺稍浮，按之不实。

[诊断] 此因病痢时，连服大黄下之，伤其下焦气化，而下焦之冲气遂挟肾中之相火上冲也。其在丑寅之交者，阳气上升之时也。宜用仲

师桂枝加桂汤加减治之。

[**处方**] 桂枝尖四钱、生怀山药一两、生茨实六钱（捣碎）、清半夏（水洗三次）四钱、生杭芍四钱、生龙骨（捣碎）四钱、生牡蛎（捣碎）四钱、生麦芽三钱、生鸡内金（黄色的捣）二钱、黄柏二钱、甘草二钱。

共煎汤一大盅，温服。

[**效果**] 将药煎服两剂，病愈强半，遂即原方将桂枝改用三钱，又加净萸肉、甘枸杞各四钱，连服三剂痊愈。

[**说明**] 凡气之逆者可降，郁者可升，惟此证冲气挟相火上冲，则升降皆无所施。桂枝一药而升降之性皆备，凡气之当升者遇之则升，气之当降者遇之则降，此诚天生使独而为不可思议之妙药也。山药、茨实，皆能补肾，又皆能敛戢下焦气化；龙骨、牡蛎亦收敛之品，然敛正气而不敛邪气，用于此证初无收敛过甚之虞，此四药并用，诚能于下焦之气化培养而镇安之也。用芍药、黄柏者，一泻肾中之相火，一泻肝中之相火，且桂枝性热，二药性凉，凉热相济，方能奏效。用麦芽、鸡内金者，所以运化诸药之力也。用甘草者，欲以缓肝之急，不使肝木助气冲相火上升也。至于服药后病愈强半，遂减轻桂枝加萸肉、枸杞者，俾肝肾壮旺自能扫除病根。至医界同人，或对于桂枝升降之妙用而有疑义者，观本书三期二卷参赭镇气汤后所载单用桂枝治愈之案自能了然。

（《医学衷中参西录·气病门·冲气上冲兼奔豚》）

第二节　妇科医案

月经量多

○ 沈阳县尹朱公之哲嗣际生，愚之门生也。黎明时来院叩门，言其夫人因行经下血不止，精神昏愦，气息若无。急往诊视，六脉不全仿佛微动，急用生黄芪、野台参、净萸肉各一两，煅龙骨、煅牡蛎各八

钱，煎汤灌下，血止强半，精神见复，过数点钟将药剂减半，又加生怀山药一两，煎服痊愈。(《医学衷中参西录·黄芪解》)

闭　经

〇奉天大南关马氏女，自十四岁月事已通，至十五岁秋际，因食瓜果过多，泄泻月余方愈，从此月事遂闭。延医诊治，至十六岁季夏，病浸增剧。其父原籍辽阳，时充奉天兵工厂科长。见愚所著《衷中参西录》，因求为诊治。其身形瘦弱异常，气息微喘，干嗽无痰，过午潮热，夜间尤甚，饮食减少，大便泄泻。其脉数近六至，微细无力。俾先用生怀山药细末八钱，水调煮作粥，又将熟鸡子黄四枚，捻碎搀粥中，再煮一两沸，空心时服。服后须臾，又服西药百布圣二瓦，以助其消化。每日如此两次，用作点心，服至四日，其泻已止。又服数日，诸病亦稍见轻。遂投以资生通脉汤（炒白术三钱、生怀山药一两、生鸡内金二钱、龙眼肉六钱、净山萸肉四钱、枸杞子四钱、玄参三钱、生杭芍三钱、桃仁二钱、红花一钱半、甘草二钱。主治室女月闭血枯，饮食减少，灼热咳嗽。编者注），去玄参加生地黄五钱，川贝三钱，连服十余剂，灼热减十分之八，饮食加多，喘嗽亦渐愈。遂将生地黄换作熟地黄，又加怀牛膝五钱，服至十剂，自觉身体爽健，诸病皆无，惟月事犹未见。又于方中加䗪虫（即土鳖虫，背多横纹者真，背光滑者非是）五枚、樗鸡十枚，服至四剂，月事已通。遂去䗪虫、樗鸡，俾再服数剂，以善其后。(《医学衷中参西录·治女科方·资生通脉汤》)

〇甘肃马姓，寓天津英租界安居里，有女十七岁。自十六岁秋际，因患右目生内障，服药不愈，忧思过度，以致月闭。自腊月服药，直至次年孟秋月底不愈。其兄向为陆军团长，时赋闲家居，喜涉阅医书。见愚新出版五期《衷中参西录》，极为推许。遂来寓问询，求为诊治。其人体质瘦弱，五心烦热，过午两颧色红，灼热益甚，心中满闷，饮食少许，即停滞不下，夜不能寐。脉搏五至，弦细无力。为其饮食停滞，夜不能寐，投以资生通脉汤，加生赭石（研细）四钱，熟枣仁三钱，服至四剂，饮食加多，夜已能寐，灼热稍退，遂去枣仁，减赭石一钱，又加地黄五钱，丹皮三钱，服约十剂，灼热大减。又去丹皮，将龙眼肉改用八钱，再加怀牛膝五钱。连服十余剂，身体浸壮健。因其月事犹未通下，又加䗪虫五枚、樗鸡十枚。服至五剂，月事已通。然下者不多，遂去樗鸡、地黄。加当归五钱，俾服数剂，以善其后。（《医学衷中参西录·治女科方·资生通脉汤》）

○又本年六月，生在辑安外岔沟缉私局充文牍，有本街邱云阁之女，年十五，天癸已至，因受惊而经闭。两阅月，发现心热，心跳、膨胀等证，经医治疗未效，更添反胃吐食、便燥、自汗等症。又经两月，更医十数，病益剧。适友人介绍为之诊视，脉浮数而濡，尺弱于寸，面色枯槁，肢体消瘦，不能起床。盖两月间食入即吐，或俟半日许亦必吐出，不受水谷之养，并灼热耗阴，无怪其支离若是也。思之再四，此必因受惊气乱而血亦乱，遂至遏其生机；且又在童年，血分未充，即不能应月而潮，久之不下行，必上逆，气机亦即上逆，况冲为血海，隶属阳明，阳明有升无降，冲血即随之上逆，瘀而不行，以至作灼作胀。其心跳者，为上冲之气血所扰也。其出汗吐食者，为上冲之气血所迫也。其津液因汗吐过多而消耗，所以大便干燥也。势非降逆、滋阴、镇心、解瘀之药并用不可。查《衷中参西录》第二卷参赭镇气汤及参赭培气汤二方，实为治斯证之津梁，爰即二方加减，赭石两半，当归、净萸肉、龙骨、牡蛎各五钱，白芍、肉苁蓉、党参、天冬、生鸡内金各三钱，磨取铁锈之水煎服。一剂病似觉甚，病家哗然，以为药不对证，欲另延医。惟介绍人主持甚力，勉又邀生再诊，此中喧变生固未之知也。既诊脉如故，决无病进之象。后闻有如此情形，生亦莫解。因反复思之，恍悟此必胃虚已极，兼胃气上逆过甚，遽投以如此重剂，其胃虚不能运化，气逆更多冲激，想有一番暝眩，故病似加重也。于斯将原方减半，煎汤一盅，又分两次温服下，并送服柿霜三钱。其第一次服，仍吐药一半，二次即不吐。服完此剂后，略进薄粥，亦未吐。病家始欢然相信。又连服三剂，汗与吐均止，心跳膨胀亦大见轻，惟灼热犹不甚减。遂去净萸肉、龙骨、牡蛎，加生地、玄参各四钱，服五剂后，灼热亦愈强半。如此加减服之，一月后遂能起床矣。适缉私局长调换，生将旋里，嘱其仍守服原方，至诸病痊愈后可停药勿服，月事至期亦当自至也（本案为他人所治，编者注）。（《医学衷中参西录·万泽东来函》）

崩　漏

○斯年初秋，佃户李姓之女，年十七岁，下血不止，面唇皆白，六脉细数。治以安冲汤［炒白术六钱、生黄芪六钱、生龙骨（捣细）六钱、生牡蛎（捣细）六钱、大生地六钱、生杭芍三钱、海螵蛸（捣细）四钱、茜草三钱、川续断四钱。主治月经量多、崩漏、月经淋漓不断。编者注］，重用山萸肉，三剂而愈（本案为他人所治，编者注）。（《医学衷中参西录·孙香荪来函》）

○忆在籍时，曾治沧州董姓妇人，患血崩甚剧。其脉象虚而无力，遂重用黄芪、白术，辅以龙骨、牡蛎、萸肉诸收涩之品，服后病稍见愈，遂即原方加海螵蛸四钱，茜草二钱，服后其病顿愈，而分毫不见血矣。愚于斯深知二药止血之能力，遂拟得安冲汤、固冲汤（白术一两、生黄芪六钱、煅龙骨八钱、煅牡蛎八钱、山茱萸八钱、生杭芍四钱、海螵蛸四钱、茜草三钱、棕边炭二钱、五倍子五分。主治妇女血崩。编者注）二方，于方中皆用此二药，登于处方编中以公诸医界。（《医学衷中参西录·海螵蛸、茜草解》）

月经未来

○沧州城东，曹庄子曹姓女，年十六岁，天癸犹未至。饮食减少，身体羸瘦，渐觉灼热。其脉五至，细而无力。治以资生通脉汤（炒白术三钱、生怀山药一两、生鸡内金二钱、龙眼肉六钱、净山萸肉四钱、枸杞子四钱、玄参三钱、生杭芍三钱、桃仁二钱、红花一钱半、甘草二钱。主治室女月闭血枯，饮食减少，灼热咳嗽。编者注），服至五剂，灼热已退，饮食加多。遂将方中玄参、芍药各减一钱，又加当归、怀牛膝各三钱。服至十剂，身体较前胖壮，脉象亦大有起色。又于方中加樗鸡（俗名红娘虫）十枚，服至七八剂，天癸遂至。遂减去樗鸡，再服数剂，以善其后。(《医学衷中参西录·治女科方·资生通脉汤》)

妊娠恶阻

〇 天津一区，王氏妇，年二十六岁，受妊后，呕吐不止。

[**病因**] 素有肝气病，偶有拂意，激动肝气，恒作呕吐。至受妊后，则呕吐连连不止。

[**证候**] 受妊至四十日时，每日必吐，然犹可受饮食，后则吐浸加重，迨至两月以后勺水不存。及愚诊视时，不能食者已数日矣。困顿已极，不能起床。诊其脉虽甚虚弱，仍现滑象，至数未改，惟左关微浮，稍似有力。

[**诊断**] 恶阻呕吐，原妊妇之常，兹因左关独浮而有力，知系肝气胆火上冲，是以呕吐特甚。有谓恶阻呕吐虽甚剧无碍者，此未有阅历之言。愚自行道以来，耳闻目睹，因此证偾事者已有多人，甚勿忽视。此宜急治以镇肝降胃之品，不可因其受妊而不敢放胆用药也。

[**处方**] 生赭石（轧细）两半、党参三钱、生怀山药一两、生怀地黄八钱、生杭芍六钱、大甘枸杞五钱、净萸肉四钱、青黛三钱、清半夏六钱。

药共九味，先将半夏用温水淘三次，将矾味淘净，用做饭小锅煮取清汤一盅，调以面粉煮作茶汤，和以白糖令其适口，服下其吐可止。再将余药八味煎汤一大盅，分三次温服。

复诊 将药连服两剂，呕吐即止。精神气力稍振，可以起坐，其脉左关之浮已去，六部皆近和平。惟仍有恶心之时，懒于饮食，拟再治以开胃理肝、滋阴清热之剂。

［处方］生怀山药一两、生杭芍五钱、冬瓜仁（捣碎）四钱、北沙参四钱、碎竹茹三钱、净青黛二钱、甘草二钱。

共煎汤一大盅，分两次温服下。

［效果］将药连服三剂，病遂痊愈，体渐复原，能起床矣。

［或问］赭石，《别录》称其能坠胎，原为催生要药，今重用之以治恶阻呕吐，独不虑其有坠胎之弊乎？答曰：《别录》谓其能坠胎者，为赭石之质重坠，可坠已成形之胎也。若胎至五六月时诚然忌之。若在三月以前之胎，虽名为胎，不过血脉一团凝聚耳。此时惟忌用破血之品，而赭石毫无破血之性。且《本经》谓治赤沃漏下，李氏《纲目》谓治妇人血崩，则其性可知。且其质虽重坠，不过镇降其肝胃上逆之气使归于平，是重坠之力上逆之气当之，即病当之非人当之也。况又与潞参、萸肉、山药诸补益之药并用，此所谓节制之师，是以战则必胜也。(《医学衷中参西录·妇女科·受妊呕吐》)

滑　胎

○ 曾治一少妇，其初次有妊，五六月而坠。后又有妊，六七月间，忽胎动下血，急投以生黄芪、生地黄各二两，白术、山萸肉（去净核）、龙骨（煅捣）、牡蛎（煅捣）各一两，煎汤一大碗，顿服之，胎气遂安。将药减半，又服一剂。后举一男，强壮无恙。(《医学衷中参西录·治女科方·寿胎丸》)

妊娠温病

○ 天津北阁西，董绍轩街长之夫人，年三十四岁，怀妊，感受温病兼有痰作喘。

[**病因**] 受妊已逾八月，心中常常发热。时当季春，喜在院中乘凉，为风袭遂成此证。

[**证候**] 喘息有声，呼吸迫促异常，昼夜不能少卧，心中烦躁。舌苔白厚欲黄。左右寸脉皆洪实异常，两尺则按之不实，其数八至。大便干燥，小便赤涩。

[**诊断**] 此证前因医者欲治其喘，屡次用麻黄发之。致其元气将脱，又兼外感之热已入阳明。其实热与外感之气相并上冲，是以其脉上盛下虚，喘逆若斯迫促，脉七至即为绝脉，今竟八至恐难挽回。欲辞不治而病家再三恳求，遂勉为拟方。以清其热，止其喘，挽救其气化之将脱。

[**处方**] 净萸肉一两、生怀地黄一两、生龙骨（捣碎）一两、生牡蛎（捣碎）一两。

将四味煎汤，送服生石膏细末三钱，迟五点钟若热犹不退。煎渣再服，仍送服生石膏细末三钱。

复诊 服药头煎、次煎后，喘愈强半，遂能卧眠，迨至黎明胎忽滑下，且系死胎。再诊其脉较前更数，一息九至，然不若从前之滑实，而尺脉则按之即无。其喘似又稍剧，其心中烦躁依旧，且觉怔忡，不能支持。此乃肝肾阴分大亏，不能维系阳分而气化欲涣散也。当峻补肝肾之阴兼清外感未尽之余热。

[**处方**] 生怀山药六两、玄参两半、熟鸡子黄（捻碎）六个、真西洋参（捣为粗末）二钱。

先将山药煎十余沸，再入玄参、鸡子黄煎汤一大碗，分多次徐徐温饮下。每饮一次，送服洋参末少许，饮完再煎渣取汤接续饮之，洋参末亦分多次送服，勿令余剩……

三诊 翌日又为诊视，其脉已减去三至为六至，尺脉按之有根，知其病已回生。问其心中已不怔忡，惟其心中犹觉发热，此非外感之热，乃真阴未复之热也。当纯用大滋真阴之品以复其阴。

[**处方**]玄参三两、生怀山药两半、当归四钱、真西洋参（捣为粗末）二钱。

将前三味共煎汤一大碗，分多次温饮下。每饮一次送服洋参末少许。

[**四诊**]前方服一剂，心中已不觉热，惟腹中作疼，问其恶露所下甚少，当系瘀血作疼。治以化瘀血之品，其疼当自愈。

[**处方**]生怀山药一两、当归五钱、怀牛膝五钱、生鸡内金（黄色的捣）二钱。桃仁二钱、红花钱半、真西洋参（捣为粗末）二钱。

将前六味共煎汤一大盅，送服洋参末一半，至煎渣服时再送服余一半。

[**效果**]前方日服一剂，服两日病遂痊愈。

[**或问**]他方用石膏皆与诸药同煎，此证何以独将石膏为末送服？答曰：石膏原为石质重坠之品，此证之喘息迫促，呼吸惟在喉间，分毫不能下达，几有将脱之势。石膏为末服之，欲借其重坠之力以引气下达也。且石膏末服，其退热之力一钱可抵半两，此乃屡经自服以试验之，而确能知其如斯。此证一日服石膏末至六钱，大热始退。若用生石膏三两，同诸药煎汤，病家将不敢服，此为救人计，不得不委曲以行其术也。

[**或问**]产后忌用寒凉，第三方用于流产之后，方中玄参重用三两，独不虑其过于苦寒乎？答曰：玄参细嚼之其味甘而微苦，原甘凉滋阴之品，实非苦寒之药。是以《神农本草经》谓其微寒，善治产乳余疾，故产后忌用凉药而玄参则毫无所忌也。且后世本草谓大便滑泻者忌之，因误认其为苦寒也。而此证服过三两玄参之后，大便仍然干燥，则玄参之性可知矣。

[**或问**]此证之胎已逾八月，即系流产，其胎应活，何以产下竟为死胎？答曰：胎在腹中，原有脐呼吸，实借母之呼吸以为呼吸，是以凡受妊者其吸入之气，可由任脉以达于胎儿脐中。此证因吸入之气分毫不

能下达，则胎失所荫，所以不能资生也。为其不能资生，所以下降，此非因服药而下降也。(《医学衷中参西录·妇女科·怀妊得温病兼痰喘》)

产后下血

○ 天津河东十字街东，李氏妇，年近四旬，得产后下血证。

[病因] 身形素弱，临盆时又劳碌过甚，遂得斯证。

[证候] 产后未见恶露，纯下鲜血。屡次延医服药血终不止。及愚诊视，已二十八日矣。其精神衰惫，身体羸弱，周身时或发灼，自觉心中怔忡莫支。其下血剧时腰际疼甚，呼吸常觉短气，其脉左部弦细，右部沉虚，一分钟八十二至。

[诊断] 即此脉证细参，当系血下陷气亦下陷。从前所服之药，但知治血，不知治气，是以屡次服药无效。此当培补其气血，而以收敛固涩之药佐之。

[处方] 生箭芪一两、当归身一两、生怀地黄一两、净萸肉八钱、生龙骨 (捣碎) 八钱、桑叶十四片、广三七 (细末) 三钱。

药共七味，将前六味煎汤一大盅，送服三七末一半，至煎渣再服时，仍送服其余一半。

[方解] 此乃傅青主治老妇血崩之方。愚又为之加生地黄、萸肉、龙骨也。其方不但善治老妇血崩，即用以治少年者亦效。初但用其原方，后因治一壮年妇人患血崩甚剧，投以原方不效，且服药后心中觉热，遂即原方为加生地黄一两则效。从此，愚再用其方时，必加生地黄一两，以济黄芪之热，皆可随手奏效。今此方中又加萸肉、龙骨者，因其下血既久，下焦之气化不能固摄，加萸肉、龙骨所以固摄下焦之气化也。

复诊 服药两剂，下血与短气皆愈强半，诸病亦皆见愈，脉象亦有起色。而起坐片时自觉筋骨酸软，此仍宜治以培补气血，固摄下焦气化，兼壮筋骨之剂。

[处方] 生箭芪一两、龙眼肉八钱、生怀地黄八钱、净萸肉八钱、胡桃肉五钱、北沙参五钱、升麻一钱、鹿角胶三钱。

药共八味，将前七味煎汤一大盅，鹿角胶另炖化兑服。方中加升麻者，欲以助黄芪升补气分使之上达，兼以升提血分使不下陷也。

三诊　将药连服三剂，呼吸已不短气，而血分则犹见少许，然非鲜血而为从前未下之恶露，此吉兆也。若此恶露不下，后必为恙。且又必须下净方妥，此当兼用化瘀之药以催之速下。

[处方] 生箭芪一两、龙眼肉八钱、生怀地黄八钱、生怀山药六钱、胡桃肉五钱、当归四钱、北沙参三钱、鹿角胶四钱、广三七（细末）三钱。

药共九味，先将前七味煎汤一大盅，鹿角胶另炖化兑汤药中，送服三七末一半，至煎渣再服时，仍将所余之鹿角胶炖化兑汤药中，送服所余之三七末。

[方解] 按：此方欲用以化瘀血，而不用桃仁、红花诸药者，恐有妨于从前之下血也。且此方中原有善化瘀血之品，鹿角胶、三七是也。盖鹿角之性原善化瘀生新，熬之成胶其性仍在。前此之恶露自下，实多赖鹿角胶之力，今又助之以三七，亦化瘀血不伤新血之品。连服数剂，自不难将恶露尽化也。

[效果] 将药连服五剂，恶露下尽，病遂痊愈。(《医学衷中参西录·妇女科·产后下血》)

产后痞满

○ 天津一区，张氏妇，年二十六岁，流产之后胃脘满闷，不能进食。

[病因] 孕已四月，自觉胃口满闷，倩人以手为之下推，因用力下推至脐，遂至流产。

［证候］流产之后，忽觉气血上涌充塞胃口，三日之间分毫不能进食。动则作喘，头目眩晕，心中怔忡，脉象微弱，两尺无根。

［诊断］此证因流产后下焦暴虚，肾气不能固摄冲气，遂因之上冲。夫冲脉原上隶阳明胃腑，其气上冲胃气即不能下降（胃气以息息下行为顺），是以胃中胀满，不能进食。治此等证者，若用开破之药开之，胀满去而其人或至于虚脱。宜投以峻补之剂，更用重镇之药辅之以引之下行，则上之郁开而下焦之虚亦即受此补剂之培养矣。

［处方］大潞参四钱、生赭石（轧细）一两、生怀山药一两、熟怀地黄一两、玄参八钱、净萸肉八钱、紫苏子（炒捣）三钱、生麦芽三钱。

共煎汤一大盅，分两次温服下。

［方解］按：方中用生麦芽，非取其化食消胀也。诚以人之肝气宜升，胃气宜降，凡用重剂降胃，必须少用升肝之药佐之，以防其肝气不舒。麦芽生用原善疏肝，况其性能补益胃中酸汁，兼为化食消胀之妙品乎。

［效果］将药煎服一剂，胃中豁然顿开，能进饮食，又连服两剂，喘与怔忡皆愈。(《医学衷中参西录·妇女科·流产后满闷》)

产后汗证

○ 一妇人产后四五日，大汗淋漓，数日不止，形势危急，气息奄奄，其脉微弱欲无，问其短气乎？心中怔忡且发热乎？病人不能言而颔之。知其大气下陷，不能吸摄卫气，而产后阴分暴虚，又不能维系阳分，故其汗若斯之脱出也。遂用生黄芪六钱，玄参一两，净萸肉、生杭芍各五钱，桔梗二钱，一剂汗减，至三剂诸病皆愈。从前五六日未大便，至此大便亦通下。(《医学衷中参西录·黄芪解》)

○ 一妇人，产后十余日，周身汗出不止，且发搐。治以山萸肉（去净核）、生山药各一两，煎服两剂，汗止而搐亦愈。(《医学衷中参西录·治女科方·和血息风汤》)

产后脱证

○ 湖北张港崔兰亭君来函："张港红十字会朱总办之儿媳，产后角弓反张，汗出如珠，六脉散乱无根，有将脱之象，迎为诊治。急用净萸肉二两，俾煎汤服之，一剂即愈（本案为他人所主，编者注）。举家感谢云'先生之方如此效验神速，真神医也。'愚应之曰：'此非我之功，乃著《衷中参西录》者之功也。'总办因作诗一首，托寄先生相谢，且以表扬先生之大德云。"（《医学衷中参西录·治阴虚劳热方·来复汤》）

产后心悸死亡

○ 一妇人，产后发汗过多，覆被三层皆湿透，因致心中怔忡，精神恍惚，时觉身飘飘上至屋顶，此虚极将脱，而神魂飞越也。延愚诊视，见其汗出犹不止，六脉皆虚浮，按之即无。急用生山药、净萸肉各一两，生杭芍四钱，煎服。汗止精神亦定。翌日药力歇，又病而反复。时愚已旋里，病家复持方来询。为添龙骨、牡蛎（皆不用煅）各八钱，且嘱其服药数剂，其病必愈。

执意药坊中，竟谓方中药性过凉，产后断不宜用，且言此证系产后风，彼有治产后风成方，屡试屡验，怂恿病家用之。病家竟误用其方，汗出不止而脱。夫其证原属过汗所致，而再以治产后风发表之药，何异鸩毒。斯可为发汗不审虚实者之炯戒矣。（《医学衷中参西录·治女科方·和血息风汤》）

第三节　儿科医案

温　病

○ 天津估衣街西头万全堂药局，侯姓学徒，年十三岁，得暑温兼泄泻。

[**病因**] 季夏天气暑热，出门送药受暑，表里俱觉发热，兼头目眩晕。服药失宜，又兼患泄泻。

[**证候**] 每日泄泻十余次，已逾两旬，而心中仍觉发热懒食，周身酸软无力，时或怔忡，小便赤涩发热，其脉左部微弱，右部重按颇实，搏近六至。

[**诊断**] 此暑热郁于阳明之腑，是以发热懒食，而肝肾气化不舒，是以小便不利致大便泄泻也。当清泻胃腑，调补肝肾，病当自愈。

[**处方**] 生怀山药两半、滑石一两、生杭芍六钱、净萸肉四钱、生麦芽三钱、甘草三钱。

共煎汤一大盅，温服。

复诊 服药一剂泻即止，小便通畅，惟心中犹觉发热，又间有怔忡之时，遂即原方略为加减，俾再服之。

[**处方**] 生怀山药一两、生怀地黄一两、净萸肉八钱、生杭芍六钱、生麦芽二钱、甘草二钱。

共煎汤一大盅，温服。

[**效果**] 将药连服两剂，其病霍然痊愈。

[**说明**] 初次所用之方，即拙拟之滋阴清燥汤加山萸肉、生麦芽也。从来寒温之热传入阳明，其上焦燥热下焦滑泻者，最为难治，因欲治其上焦之燥热，则有碍下焦之滑泻；欲补其下焦之滑泻，则有碍上焦之燥热，是以医者对之恒至束手。然此等证若不急为治愈，则下焦滑泻愈久，上焦燥热必愈甚，是以本属可治之证，因稍为迟延竟至不可救者多矣。惟拙拟之滋阴清燥汤，山药与滑石并用，一补大便，一利小便。而山药多液，滑石性凉，又善清上焦之燥热，更辅以甘草、芍药以复其阴（仲景谓作甘草芍药汤以复其阴），阴复自能胜燥热，而芍药又善利小便，甘草亦善调大便，汇集四味为方，凡遇证之上焦燥热下焦滑泻者，莫不随手奏效也。间有阳明热实，服药后滑泻虽止而燥热未尽清者，不妨继服

白虎汤。其热实体虚者，或服白虎加人参汤，若虑其复作滑泻，可于方中仍加滑石三钱，或更以生山药代粳米煎取清汤，一次只饮一大口，徐徐将药服完，其热全消，亦不至复作滑泻。愚用此法救人多矣，滋阴清燥汤后，附有治愈多案可参观也。至此案方中加萸肉、生麦芽者，因其肝脉弱而不舒，故以萸肉补之，以生麦芽调之，所以遂其条达之性也。至于第二方中为泻止小便已利，故去滑石。为心中犹怔忡，故将萸肉加重。为犹有余热未清，故又加生地黄。因其余热无多，如此治法已可消除净尽，无须服白虎汤及白虎加人参汤也。(《医学衷中参西录·温病门·暑温兼泄泻》)

○ 有外感之实热日久不退，致其人气血两亏，危险迫于目前，急救以白虎加人参汤，其病只愈一半，必继服他种补益之药始能痊愈者，今试详述一案以征明之。

一幼女年九岁，于季春上旬感受温病，医者以热药发之，服后分毫无汗，转觉表里大热，盖已成白虎汤证也。医者不知按方施治，迁延二十余日，身体尪羸，危险之征兆歧出，其目睛上窜，几至不见，筋惕肉瞤，周身颤动，时作噯声，间有喘时，精神昏愦，毫无知觉，其肌肤甚热，启其齿见舌缩而干，苔薄微黄，其脉数逾六至，左部弦细而浮，不任重按，右部亦弦细而重诊似有力，大便旬日未行。此久经外感之热灼耗，致气血两虚，肝风内动，真阴失守，元气将脱之候也。宜急治以白虎加人参汤，再辅以滋阴固气之品，庶可救愈，特虑病状若此，汤药不能下咽耳。其家人谓偶与以勺水或米汤犹知下咽，想灌以药亦知下咽也，于斯遂为疏方。

[处方] 生石膏细末二两，野台参三钱，生怀山药六钱，生怀地黄一两，生净萸肉一两，甘草二钱。

共煎汤两大盅，分三次温饮下。

按：此方即白虎加人参汤以生地黄代知母，生山药代粳米，而又加山萸肉也。此方若不加萸肉，为愚常用之方，以治寒温证当用白虎加人参汤而体弱阴亏者。今重加山萸肉一两者，诚以人当元气不固之时，恒因肝脏之疏泄而上脱，此证目睛之上窜，乃显露之征兆（当属于肝），重用萸肉以收敛肝脏之疏泄，元气即可不脱。且喻嘉言谓，上脱之证，若但知重用人参，转令人气高不返。重用萸肉为之辅弼，自无斯弊，可稳重建功。

将药三次服完，目睛即不上窜，身体安稳，嗳声已止，气息已匀，精神较前明了，而仍不能言，大便犹未通下，肌肤犹热，脉数已减，不若从前之浮弦，右部重诊仍似有力，遂即原方略为加减，俾再服之。

［第二方］生石膏细末两半，野台参三钱，生怀地黄一两，生净萸肉六钱，天冬六钱，甘草二钱。

煎汤两盅，分两次温饮下，每饮一次调入生鸡子黄一枚。

按：目睛已不上窜而犹用萸肉者，诚以此证先有嗳气之病，是其气难于上达也。凡气之难于上达者，须防其大便通后气或下脱，故用萸肉以预防之。至于鸡子黄，化学家谓其含有副肾髓质，即善滋真阴，生用之又善润大便，是以加之。

此药日服一剂，服两日热已全退，精神之明了似将复原，而仍不能言，大便仍未通下，间有努力欲便之状。诊其脉热象已静且微弱，拟用灌肠法通其大便。先用野台参三钱，萸肉、天冬各四钱，煎汤服下；然后用灌肠法以通其大便。安然通下，仍不能言，细诊其脉微弱益甚，右部关前之脉几至不见。乃恍悟其所以不能言者，胸中大气下陷也，升补其胸中大气，使之上达于舌本必能言矣。

［第三方］生箭芪三钱，野台参三钱，生怀山药一两，大甘枸杞一两，北沙参一两，天冬六钱，寸冬带心六钱，升麻一钱，桔梗钱半。

共煎汤一盅半，分两次温服下。此方连服两剂，遂能言语，因方中重用滋阴之药以培养其精神，而精神亦复常矣。（《医学衷中参西录·续申白虎加人参汤之功用》）

呕　吐

○ 辽宁省公署科员侯寿平之幼子，年七岁，于季秋得慢脾风证。

[**病因**] 秋初病疟月余方愈，愈后觉左胁下痞硬，又屡服消瘀之品，致脾胃虚寒不能化食，浸至吐泻交作，兼发抽掣。

[**证候**] 日晡潮热，两颧发红，昏睡露睛，手足时作抽掣，剧时督脉紧而头向后仰（俗名角弓反张），无论饮食药物服后半点钟即吐出，且带出痰涎若干，时作泄泻，其脉象细数无力。

[**诊断**] 疟为肝胆所受之邪，木病侮土，是以久病疟者多伤脾胃。此证从前之左胁下痞硬，脾因受伤作胀也。而又多次服消导开破之品，则中焦气化愈伤，以致寒痰留饮积满上溢，迫激其心肺之阳上浮则面红，外越而身热，而其病本实则凉也。其不受饮食者，为寒痰所阻也；其兼泄泻者，下焦之气化不固也；其手足抽掣者，血虚不能荣筋养肝，则肝风内动而筋紧缩也；抽掣剧时头向后仰者，不但督脉因寒紧缩，且以督脉与神经相连，督脉病而脑髓神经亦病，是以改其常度而妄行也。拟先用《福幼编》逐寒荡惊汤开其寒痰，俾其能进饮食斯为要务。

[**处方**] 胡椒一钱、干姜一钱、肉桂一钱、丁香十粒（四味共捣成粗渣）、高丽参一钱、甘草一钱。

先用灶心土三两煮汤澄清，以之代水，先煎人参、甘草七八沸，再入前四味同煎三四沸，取清汤八分杯，徐徐灌之。

此方即逐寒荡惊汤原方加人参、甘草也。原方干姜原系炮用，然炮之则其气轻浮，辣变为苦，其开通下达之力顿减，是以不如生者。特是生用之则苦辣过甚，故加甘草和之，且能逗留干姜之力使绵长也。又加人参者，欲以补助胸中大气以运化诸药之力，仲师所谓大气一转，其结（即痰饮）乃散也。又此方原以胡椒为主，若遇寒痰过甚者，可用至钱半。又此物在药房中原系备药，陈久则力减，宜向食料铺中买之。

复诊　将药服后呕吐即止，抽掣亦愈，而潮热、泄泻亦似轻减，拟继用《福幼编》中加味理中地黄汤，略为加减俾服之。

[**处方**] 熟怀地黄五钱、生怀山药五钱、焦白术三钱、大甘枸杞三钱、野党参二钱、炙箭芪二钱、干姜二钱、生杭芍二钱、净萸肉二钱、肉桂（后入）一钱、红枣（掰开）三枚、炙甘草一钱、胡桃（用仁，捣碎）一个。

共煎汤一大盅，分多次徐徐温服下。

[**方解**] 此方之药为温热并用之剂，热以补阳，温以滋阴，病本寒凉是以药宜温热，而独杂以性凉之芍药者，因此证凉在脾胃，不在肝胆，若但知暖其脾胃，不知凉其肝胆，则肝胆因服热药而生火，或更激动其所寄之相火，以致小便因之不利，其大便必益泄泻，芍药能凉肝胆，尤善利小便，且尤善敛阳气之浮越以退潮热，是以方中特加之也。

《福幼编》此方干姜亦系炮用，前方中之干姜变炮为生，以生者善止呕吐也。今呕吐已止，而干姜复生用者，诚以方中药多滞腻，犹恐因之生痰，以干姜生用之苛辣者开通之，则滞腻可化，而干姜苛辣过甚之性，即可因与滞腻之药并用而变为缓和，此药性之相合而化亦即相得益彰也。

又此方原亦用灶心土煎汤以之代水煎药，而此时呕吐已止，故可不用。然须知灶心土含碱质甚多，凡柴中有碱质者烧余其碱多归灶心土，是以其所煮之汤苦咸，甚难下咽，愚即用时恒以灶圹红土代之。且灶心土一名伏龙肝，而雷敩谓用此土勿误用灶下土，宜用灶额中赤土，此与灶圹中红土无异，愚从前原未见其说，后得见之，自喜拙见与古暗合也。

[**效果**] 将药连服两剂，潮热与泄泻皆愈，脉象亦较前有力。遂去白术，将干姜改用一钱，又服两剂痊愈。（《医学衷中参西录·痫痉癫狂门·慢脾风》）

○又奉天省长公署科长侯寿平之哲嗣，年五岁，因服凉泻之药太过，致成慢惊，胃寒吐泻，常常瘛疭，精神昏愦，目睛上泛，有危在顷刻之象。为处方用熟地黄二两，生山药一两，干姜、附子、肉桂各二钱，净萸肉、野台参各三钱，煎汤一杯半，徐徐温饮下，吐泻瘛疭皆止，精神亦振，似有烦躁之意，遂去干姜加生杭芍四钱，再服一剂痊愈。(《医学衷中参西录·地黄解》)

惊　风

○己巳端阳前，友人黄文卿幼子，生六月，头身胎毒终未愈。禀质甚弱，忽肝风内动，抽掣绵绵不休。囟门微凸，按之甚软，微有赤色。指纹色紫为爪形。目睛昏而无神，或歪。脉浮小无根。此因虚气化不固，致肝阳上冲脑部扰及神经也。文卿云：此证西医已诿为不治，不知尚有救否？答曰：此证尚可为，听吾用药，当为竭力治愈。遂先用定风丹（生明乳香三钱、生明没药三钱、朱砂一钱、大蜈蚣一条、全蝎一钱。共为细末，每小儿哺乳时，用药分许，置其口中，乳汁送下，一日约服药五次。主治初生小儿绵风，其状逐日抽掣，绵绵不已，亦不甚剧。编者注）三分，水调灌下。继用生龙骨、生牡蛎、生石决明以潜其阳；钩藤钩、薄荷叶、羚羊角（锉细末三分）以息其风；生箭芪、生山药、山萸肉、西洋参以补其虚；清半夏、胆南星、粉甘草以开痰降逆和中。共煎汤多半杯，调入定风丹三分，频频灌之。二剂肝风止，又增损其方，四剂痊愈。

按：黄芪治小儿百病，明载《本经》。惟此方用之，微有升阳之嫌。然《神农本草经》又谓其主大风，肝风因虚内动者，用之即能息风可知。且与诸镇肝敛肝之药并用，若其分量只用二三钱，原有益而无损也。(《医学衷中参西录·治小儿风证方·定风丹》)

汗　证

○辛酉六月三十日，余方就诊戚家，不意长儿大新（现年十二）

大泻不止，及余回家，而吐亦作矣。其脉尤紧而迟，四末微麻，头疼，身热，无汗，口渴，此伏阴而兼外感也，投以急救回生丹。此方系张寿甫先生所创，载在《医学衷中参西录》。本年暑假内余按法制有数剂，用之无不获效。小儿此证虽属伏阴，因有兼证，须兼解表，且先生谓此丹服之可温复得汗，故与之。从此可知无论伏阴霍乱，其病初起时，可先与此丹，令其得汗以减其势，而后再分途治之可也（若但系伏阴证先与以先生所制卫生防疫宝丹更妙）。乃服药后，须臾汗出，吐泻之势亦稍缓。继与以漂苍术三钱，枳壳二钱，厚朴钱半，西砂仁、广陈皮、炙甘草、苏叶各一钱，薄荷八分，加生姜、大枣，煎汤服之，未尽剂而愈（本案为他人所治，编者注）。

按：其哲嗣兼外感，所以身热口渴。若但为伏阴，初则吐泻，继则身冷、转筋、目眶塌陷，无一不与霍乱相同，惟心中不觉发热，且四肢有拘急之象耳。斯实仿佛阴证霍乱，与《伤寒论》所载之霍乱相似，故其书所载复阳消阴法即系附子理中汤。今李君于其初得，谓可治以急救回生丹，且谓若治以卫生防疫宝丹更妙。盖卫生防疫宝丹，初服下觉凉，继则终归于热，因冰片、薄荷冰皆性热用凉也，况细辛、白芷原属温热之品，是以此丹之妙用，在上能清，在下能温耳。至急救回生丹，无辛、芷之热，朱砂又加重，药性似偏于凉矣，然朱砂原汞硫化合，凉中含有热性，况冰片、薄荷冰亦加多，发汗甚捷，服后无论新受之外感，久伏之邪气，皆可由汗透出。由斯观之，若果系阳证霍乱，即放胆投以急救回生丹，必能回生。若不能断其为阴为阳，即投以卫生防疫宝丹，亦无不效也。夫方自愚制，经李君发明之，而其用愈广，亦愈妙，李君真愚之益友矣。爰将二方之制法服法详列于下。

[急救回生丹] 顶好朱砂一钱半，粉甘草细末一钱，冰片三分，薄荷冰二分。

共为细末，分三次服。多半点钟服一次，开水送下，温覆得汗即愈。若初服即得汗者，后二次可徐徐服之。吐剧者，宜于甫吐后服之。

[卫生防疫宝丹] 粉甘草细末十两，细辛细末两半，香白芷细末一两，薄荷冰细末四钱，冰片细末三钱，顶好朱砂细末三两。

将前五味水泛为丸，绿豆大，阴干（不宜晒），朱砂为衣，勿令余剩，务令外皮坚实、光滑，可不走味。霍乱轻者，服一百二十粒，重者服一百六十粒或二百粒，开水送下，服一次未痊愈者，可继续服至数次。二方皆宜服之痊愈然后停服。

按：卫生防疫宝丹多服亦可发汗，无论霍乱因凉因热，用之皆效，并治一切暴病痧证，头疼，心烦，四肢作疼，泄泻，痢疾，呃逆（治此证尤效）。若无病者，每饭后服二十粒，能使饮食速消，饭量骤加，实为健胃良药。且每日服之，尤能预防一切杂证，不受传染。

霍乱之证，有但用上二方不效者，其吐泻已极、奄奄一息将脱者是也。方书有谓霍乱为脱疫者，实指此候。此时无论病因为凉为热，皆当急用人参八钱以复其阳，生山药一两、生杭芍六钱以滋其阴，山萸肉八钱以敛肝气之脱（此证吐泻之始，肝木助邪侮土，吐泻之极而肝气转先脱，将肝气敛住而元气可固），炙甘草三钱以和中气之漓，赭石细末四钱引人参之力下行即以防其呕吐，朱砂、童便（先用温热童便送服朱砂细末五分，再煎服前药）以交其心肾。此方载三期第四卷名急救回阳汤，实阴阳俱补也。心中觉热者，加天冬六七钱。身凉、脉不见、心中分毫不觉热者，去芍药，加乌附子一钱。若心中犹觉热，虽身凉脉闭，不可投以热药。汗多者，萸肉可用至两余。方中人参，若用野台参，即按方中分量，若用东省野山参，分量宜减半，另炖兑服。

按：此方当用于吐泻既止之后，若其势虽垂危，而吐泻犹未止，仍当审其凉热，用前二方，以清内毒，然后以此方继之。其服药距离时间，约在多半点钟。(《医学衷中参西录·论霍乱治法》)

脱　肛

○ 程姓男孩，年五岁，乳哺不足，脱肛近四载，医不能治。其面白神疲，身体孱弱，大肠坠出二寸许，用手塞入，旋又坠出，其脉濡弱无力，呼吸促短，状若不能接续。知其胸中大气下陷，下焦之气化因之不能固摄也。仿用《衷中参西录》升陷汤方（生黄芪六钱、知母三钱、柴胡一钱五分、桔梗一钱五分、升麻一钱；主治胸中大气下陷，气短不足以息。编者注），用生箭芪四钱，知母二钱，桔梗、柴胡，升麻各一钱，潞参、净萸肉各三钱，煎汤一盅，分两次温饮下。连服二剂，肛即收缩。乃减去升麻，再服三剂，痊愈（本案为他人所治，编者注）。（《医学衷中参西录·周禹锡来函》）

第四节　外科医案

疝　气

○ 陈邦启，天津盐道公署科员，年三十八岁，得大气下陷兼疝气证。

[病因] 初因劳心过度，浸觉气分不舒，后又因出外办公劳碌过甚，遂觉呼吸短气，犹不以为意也。继又患疝气下坠作疼，始来寓求为诊治。

[证候] 呼吸之际，常觉气短似难上达，劳动时则益甚。夜间卧睡一点钟许，即觉气分不舒，披衣起坐移时将气调匀，然后能再睡。至其疝气之坠疼，恒觉与气分有关，每当呼吸不利时，则疝气之坠疼必益甚。其脉关前沉而无力，右部尤甚，至数稍迟。

[诊断] 即此证脉参之，其呼吸之短气，疝气之下坠，实皆因胸中大气下陷也。盖胸中大气，原为后天生命之宗主（是以亦名宗气）以代

先天元气用事，故能斡旋全身统摄三焦气化。此气一陷则肺脏之阖辟失其斡旋，是以呼吸短气，三焦之气化失其统摄，是以疝气下坠。斯当升补其下陷之大气，俾仍还其本位，则呼吸之短气，疝气之坠疼自皆不难愈矣。

[处方] 生箭芪六钱、天花粉六钱、当归三钱、荔枝核三钱、生明没药三钱、生五灵脂三钱、柴胡钱半、升麻钱半、小茴香（炒捣）一钱。

共煎汤一大盅，温饮下。

复诊 将药连服三剂，短气之病已大见愈，惟与人谈话多时，仍觉短气。其疝气已上升，有时下坠亦不作疼，脉象亦大有起色。此药已对证，而服药之功候未到也。爰即原方略为加减，俾再服之。

[处方] 生箭芪六钱、天花粉六钱、净萸肉四钱、当归三钱、荔枝核三钱、生明没药三钱、生五灵脂三钱、柴胡钱半、升麻钱半、广砂仁（捣碎）一钱。

共煎一大盅，温服。

[效果] 将药连服四剂，呼吸已不短气，然仍自觉气分不足，疝气亦大轻减，犹未全消。遂即原方去萸肉，将柴胡、升麻皆改用一钱，又加党参、天冬各三钱，俾多服数剂以善其后。（《医学衷中参西录·气病门·大气陷兼疝气》）

外 伤

○ 又乙丑季夏上旬，曾治刘衣福，年过四旬，因分家起争，被其弟用刀伤脐下，其肠流出盈盆，忽然上气喘急，大汗如雨。经数医延医，皆无把握，因迎生速往诊视。观其形状危险，有将脱之势，遂急用生黄芪、净萸肉、生山药各一两，固其气以防其脱。煎汤服后，喘定汗止。查看其肠已破，流有粪出，遂先用灰锰氧冲水，将粪血洗净。所破之肠，又急用桑根白皮作线为之缝好，再略上磺碘，将其肠慢慢纳进。再用洋白线将肚皮缝好。又用纱布浸灰锰氧水中，候温，复其上，用白士林少调磺碘作药棉，复其上，用绷带扎住，一日一换。内服用《衷中参西录》内托生肌散（生黄芪四两、甘草二两、生明乳香一两半、生明没药一两半、生杭芍二两、天花粉三两、丹参一两半。上七味共为细末，开水送服三钱，日三次。若将散剂变作汤剂，须先将花粉改用四两八钱，一剂分作八次煎服，较散剂生肌尤速。主治瘰疬疮疡破后，气血亏损不能化脓生肌，或其疮数年不愈，外边疮口甚小，里边溃烂甚大，且有串至他处不能敷药者。编者注），变为汤剂，一日煎渣再服。三星期痊愈。

按：此证未尝用妙化丹，因其伤重而且险，竟能救愈，洵堪为治此重伤者之表准，故连类及之。且所用内托生肌散，为愚治疮毒破后生肌之方，凡疮破后溃烂、不速生肌者，用之最效。若欲将散剂变为汤剂，宜先将天花粉改为四两，一剂分作八剂，一日之间煎渣再服，其生肌之力较服散药尤效。又愚答友人陆晋笙书中（在后），有脐下生疮破后出尿之方，较此方少丹参，用之亦甚效验，能治愈至险之疮证，可参观。（《医学衷中参西录·外伤甚重救急方》）

第五节　五官科医案

视物不清

〇一妇人，年三旬。瞳子散大，视物不真，不能针黹。屡次服药无效，其脉大而无力。为制此丸（益瞳丸：山茱萸二两、野台参六钱、柏子仁一两、玄参一两、炒菟丝子一两、羊肝一具。主治目瞳散大昏耗，或觉视物乏力。编者注），服两月痊愈。（《医学衷中参西录·治眼科方·益瞳丸》）

白　喉

〇曾治一贵州人，孙㧑九，年二十，肄业于奉天高等师范学校，得白喉证。屡经医治，不外《忌表抉微》诸方加减。病日增重，医者诿谓不治。后愚为诊视，其脉细弱而数，黏涎甚多，须臾满口，即得吐出。知系脾肾两虚，肾虚气化不摄，则阴火上逆，痰水上泛。而脾土虚损，又不能制之（若脾土不虚，不但能制痰水上泛，并能制阴火上逆），故其咽喉肿疼，黏涎若是之多也。投以六味地黄汤，加於术，又少加苏子。连服十剂痊愈。（《医学衷中参西录·论喉证治法》中也录有本案。编者注。）

咽喉之证，热者居多。然亦兼有寒者，不可不知。王洪绪曰：咽喉之间，素分毫无病，顷刻之间，或疼或闷，此系虚寒、阴火之证。用肉桂、炮姜、甘草各五分，置碗内浸以滚水，仍将碗置于滚水中，饮药一口，徐徐咽下立愈。或用乌附之片，涂以鲜蜜，火炙透至黑，取一片口含咽津，至片不甜时，再换一片，亦立愈。

按：王氏之说，咽喉陡然疼闷者，皆系因寒。然亦有因热者，或其人素有蕴热，陡然为外感所束，或劳碌过度，或暴怒过度，皆能使咽喉骤觉疼闷。斯在临证者，于其人之身体性情动作之际，细心考验，再参以脉象之虚实凉热，自无差谬。若仍恐审证不确，察其病因似寒，而尤恐病因是热，可用蜜炙附子片试含一片，以细验其病之进退亦可。（《医学衷中参西录·治咽喉方·咀华清喉丹》）

第六节　其他医案

左　臂　热

○安东友人刘仲友，年五十许。其左臂常觉发热，且有酸软之意。医者屡次投以凉剂，发热如故，转觉脾胃消化力减少。后愚诊之，右脉和平如常，左脉微弱，较差于右脉一倍。询其心中不觉凉热，知其肝木之气虚弱，不能条畅敷荣，其中所寄之相火，郁于左臂之经络而作热也。遂治以曲直汤（净萸肉一两、知母六钱、生乳香三钱、生没药三钱、当归三钱、丹参三钱。主治肝虚腿疼，左部脉微弱者。编者注），加生黄芪八钱，佐萸肉以壮旺肝气（黄芪补肝气之理详前醒脾升陷汤下），赤芍药三钱，

佐当归、丹参诸药以流通经络，服两剂，左脉即见起，又服十剂痊愈。（《医学衷中参西录·治气血郁滞肢体疼痛方·曲直汤》）

坐时左半身下坠

○ 试再以临证验之，邻村友人王桐轩之女郎，因怒气伤肝经，医者多用理肝之品，致肝经虚弱，坐时左半身常觉下坠，卧时不能左侧，诊其脉，左关微弱异常，遂重用生箭芪八钱以升补肝气，又佐以当归、萸肉各数钱，一剂知，数剂痊愈。（《医学衷中参西录·深研肝左脾右之理》）

骨中雷响

○ 骨雷之证他书未见，独明季钱塘钱君颖国宾著《经历奇证》载：镇江钱青藜，中年无病，一日足后跟作响，数日渐响至头，竟如雷声。医者不识何病，适余南归，阻泊京口，会青藜于凉亭，偶言此证，余以骨雷告知。候其脉独肾脉芤大，举之始见，按之似无。此肾败也。自下响而上者，足少阴肾经之脉起于足小趾，下斜走足心，出于然谷之下，循内踝上行，且肾主骨，虚则髓空，髓空则鸣，所以骨响自脚跟上达至头，此雷从地起响应天上也。以六味丸和紫河车膏、虎骨膏（现用狗骨膏代，编者注）、猪髓、枸杞、杜仲方示之，次年冬复之京口，问之已痊愈矣。（《医学衷中参西录·论骨雷治法》）

调理善后

○ 又治本城李茶馆妇人膨胀证。先经他医用苍术、槟榔、厚朴、枳实、香附、紫蔻之类辛燥开破，初服觉轻，七八剂后病转增剧，烦渴泄泻，又更他医，投以紫朴琥珀丸，烦渴益甚，一日夜泄泻十五六次，再诊时，医者辞不治，又延医数人，皆谂为不治。后乃一息奄奄，舁至床上两次，待时而已。其姻家有知生者，强生往视。其脉如水上浮麻，不分至数，按之即无，惟两尺犹似有根，言语不真，仿佛可辨，自言心中大渴，少饮水即疼不可忍。盖不食者已三日矣。先投以滋阴清燥汤（滑石一两、甘草二钱、生杭白芍四钱、生山药一两。主治温病，太阳未解，渐入阳明。其人胃阴索亏，阳明腑证证未实，已燥渴多饮，饮水过多，不能运化，遂成滑泻，而燥渴益甚。或喘，或自汗，或小便秘。温疹中多有类此证者，尤属危险之候，用此汤亦宜。此乃胃腑与膀胱同热，又兼虚热之证也。或外表已解，其人或不滑泻，或兼喘息，或兼咳嗽，频吐痰涎，确有外感实热，而脉象甚虚数者。编者注）。为脉象虚甚，且气息有将脱之意，又加野台参、净萸肉，一剂，诸病皆愈，可以进食。遂俾用《衷中参西录》一味薯蓣粥，送服生鸡内金细末及西药百布圣，取其既可作药，又可作饭也。又即前方加减，日服一剂，旬日痊愈（本案为他人所治，编者注）。(《医学衷中参西录·杨鸿恩来函》）